ANDREAS AHLHORN | DENNIS KRÄMER

FLOSSING

in Therapie und Training

ANDREAS AHLHORN | DENNIS KRÄMER

FLOSSING

in Therapie und Training

riva

Bibliografische Information der Deutschen Nationalbibliothek
Die Deutsche Nationalbibliothek verzeichnet diese Publikation in der Deutschen Nationalbibliografie. Detaillierte bibliografische Daten sind im Internet über https://dnb.de abrufbar.

Für Fragen und Anregungen
info@m-vg.de

Wichtiger Hinweis
Dieses Buch ist für Lernzwecke gedacht. Es stellt keinen Ersatz für eine individuelle Fitness- und medizinische Beratung dar. Wenn Sie medizinischen Rat einholen wollen, konsultieren Sie bitte einen qualifizierten Arzt. Der Verlag und die Autoren haften für keine nachteiligen Auswirkungen, die in einem direkten oder indirekten Zusammenhang mit den Informationen stehen, die in diesem Buch enthalten sind.
Ausschließlich zum Zweck der besseren Lesbarkeit wurde auf eine genderspezifische Schreibweise sowie eine Mehrfachbezeichnung verzichtet. Alle personenbezogenen Bezeichnungen sind somit geschlechtsneutral zu verstehen.

4. Auflage 2024

Türkenstraße 89
80799 München
Tel.: 089 651285-0

Manuskriptbearbeitung: Daniel Beck
Umschlaggestaltung: Melanie Melzer
Umschlagabbildung: Manuel Ringlstetter
Innenteilfotografien: Nils Schwarz, S. 33: Medical-Flossing
Shooting-Location: FT-Club, München
Model: Dennis Krämer
Illustrationen (S. 15): aus Myers, Thomas W.: *Anatomy Trains. Myofascial Meridians for Manual and Movement Therapists*, Elsevier Ltd, Oxford 2008
Layout und Satz: Meike Herzog, Deborah Herzog, Alpsee Design
Druck: Florjancic Tisk d.o.o., Slowenien
Printed in the EU

ISBN Print 978-3-86883-912-8
ISBN E-Book (PDF) 978-3-95971-239-2
ISBN E-Book (EPUB, Mobi) 978-3-95971-240-8

Inhalt

I. Basics

II. Therapie und Schmerzbekämpfung

III. Übungen und Workouts

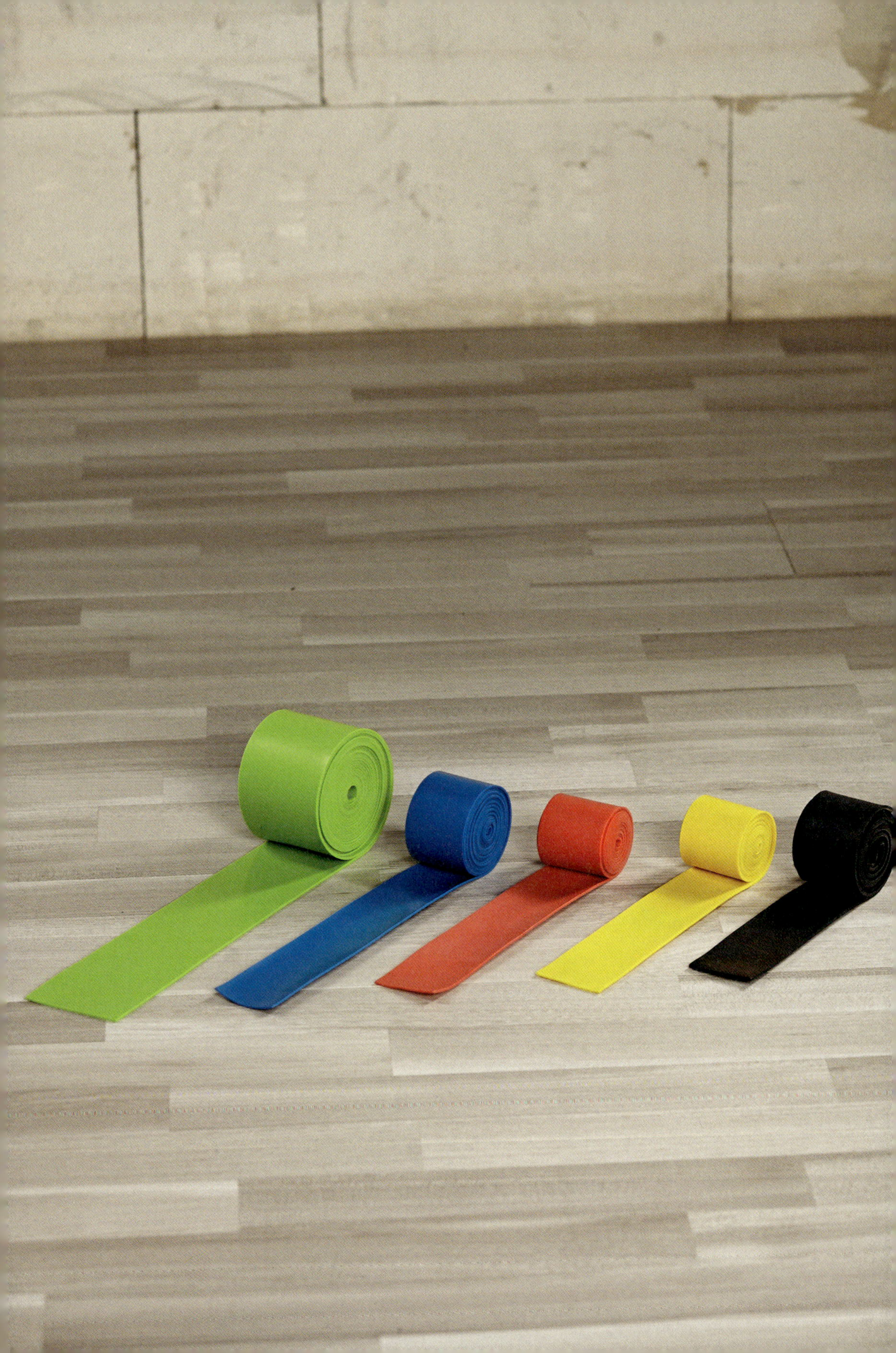

I.

Basics

Schmerzlinderung und Leistungssteigerung dank Flossing: Die neue, revolutionäre Therapie- und Trainingsform mit dem „Gummi-Wickel“ verbessert die Beweglichkeit von Gelenken, steigert den Kraftfluss der Muskulatur und stellt die Elastizität von Faszien wieder her.

Intro

Schmerzfrei und beweglich durch Abbinden«, so titelte das Fachmagazin *Physiotherapie* einen Artikel zum Thema Flossing. Was martialisch klingt, erklärt die Sache doch kurz und knapp, wenngleich diese neuartige manuelle Therapie mit dem Zusatz »und Mobilisieren« noch treffender beschrieben würde. Schmerzfrei und beweglich durch Abbinden und Mobilisieren oder kurz gesagt Flossing: ein neues manuelles Tool, das Therapeuten und Trainern hilft, Patienten und Athleten wieder gesund und noch leistungsfähiger zu machen.

Die Flossing-Anlagen werden um die Brennpunkte beziehungsweise betroffenen Stellen wie Gelenke, Muskeln oder Faszien gewickelt und diese anschließend mittels spezieller Übungen mobilisiert. Diese Kombination aus Flossing-Anlage und Übung fördert die Beweglichkeit von Gelenken, den Kraftfluss und die Elastizität von Muskeln und Faszien und kann auch akute oder chronische Schmerzen im Bewegungsapparat lindern. Ziel aller Applikationen ist es letztendlich, die natürliche Beweglichkeit – die Range of Motion – ganz ohne Limitierungen wiederherzustellen.

Flossing bringt:

- erhöhte Beweglichkeit
- Schmerzlinderung
- beschleunigte Regeneration
- kürzere Rehabilitation

Obwohl es auf den ersten Blick so aussieht, sind die Gummibänder, die beim Flossing eingesetzt werden, keine Bandagen. Sie schützen nicht bzw. stützen nicht wie Manschetten. Sie sind vielmehr elastisch und dienen dazu, bewusst Gewebe zu komprimieren und abzuschnüren. Dadurch sollen zum einen alle fließenden Leitungen wie Blut und Lymphflüssigkeit unterbrochen, zum anderen ein enormer Druck von außen auf alle Strukturen und Schichten des zu behandelnden Bereiches ausgeübt werden.

Das Anlegen des Floss-Bandes – die Applikation – ist nur ein Teil der Therapie beziehungsweise des Trainings. Wird das geflosste Gelenk oder die betroffene Stelle dreidimensional bewegt – idealerweise durch den Patienten oder Athleten selbst –, entstehen die erforderlichen Scherkräfte, die verklebte Oberflächen von Muskeln und Faszien zum Gleiten bringen sowie sogenannte Crosslinks zerreißen. So verändern sich noch während der Übung die Elastizität des Gewebes sowie der Tonus von Muskulatur und Faszien. Hinzu kommt die Reibung zwischen dem Band und den darunterliegenden Schichten. Dieser Reiz spricht die Mechanorezeptoren der Haut an und kann ein »Umpolen« beziehungsweise »Resetten« fehlgeschalteter Bewegungsabläufe bewirken.

Bei stärkeren Verletzungen wie Muskelfaserrissen, Bänderverletzungen und Meniskusschäden kann Flossing – durch einen Experten angewendet – die Rekonvaleszenzzeit erheblich verkürzen. Hier kommt auch zum Tragen, dass die bei den Entzündungsreaktionen entstandenen Stoffe durch Flossing verstärkt abtransportiert werden und die Kompression zusätzlich zum Abbau der Schwellung beiträgt, wodurch die propriozeptiven Fähigkeiten wieder schneller zurückkehren.

Flossing wirkt auf:

- Muskeln
- Gelenke
- Faszien

Erfunden hat das Flossing der US-amerikanische Sportwissenschaftler und Physiotherapeut Kelly Starrett. Er prägte dafür den Begriff »Voodoo Flossing« – wohl aus dem Grund heraus, dass es doch ein wenig an Zauberei erinnert, wenn durch das Anlegen der Gummibänder in Verbindung mit manualtherapeutischen Behandlungen beziehungsweise Übungen schnell eine Besserung und Schmerzlinderung eintritt.
Allerdings hat Flossing nichts mit Zauberei zu tun, denn es macht sich konkrete Prinzipien beziehungsweise Mechanismen zunutze, die seine Wirksamkeit erklären. Flossing nutzt insgesamt drei Effekte beziehungsweise Reize, um Leistungsverbesserungen und Schmerzlinderung zu erreichen sowie bessere Regenerations- und Rekonvaleszenzergebnisse zu erzielen. Der Mix aus Anlagetechnik und einem bestimmten Druck des Bandes in Verbindung mit anschließender Bewegung erzeugt die drei wesentlichen Wirkmechanismen des Flossings.

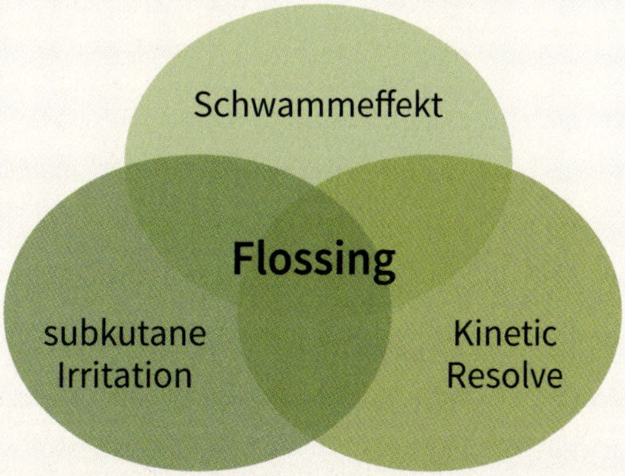

- Schwammeffekt **(s. unten)**
- subkutane Irritation **(S. 11)**
- Kinetic Resolve **(S. 12)**

Die drei Wirkmechanismen des Flossings

SCHWAMMEFFEKT

Das »Verschnüren« und »Lösen« per Floss-Band erzeugt einen Schwammeffekt. Im ersten Schritt wird die verbrauchte Flüssigkeit im Gewebe wie Lymphe oder Stoffwechselendprodukte ausgepresst, um dann wieder frische, nährstoffreiche Flüssigkeit aufnehmen zu können.

Dieser Schwammeffekt optimiert das neurovaskuläre Versorgungssystem des Körpers. Durch die extrem hohe Kompression wird der venöse Rückstrom zu einem sehr großen Teil unterbrochen und der arterielle Zustrom stark vermindert, je nach Applikation bis zu 100 Prozent. Was passiert jetzt? Die Einschränkung der Blutzufuhr führt zu einer bewussten Ischämie im Muskel. Dadurch verändert sich das biochemische Milieu in den Zellen, die Sauerstoffsättigung und der pH-Wert in der Muskulatur nehmen ab. All dies begünstigt endokrine und zelluläre Prozesse, da der Organismus diesen Eingriff als Reiz empfindet und sich dagegen »wehrt«.

Dauerhaft ist diese bewusste Unterversorgung des Gewebes natürlich negativ zu bewerten. Temporär und fachlich begleitet will man allerdings durch die Kompression des Bandes erst liquides Material wie Lymphe, Stoffwechselendprodukte und verbrauchte Flüssigkeit aus dem extrazellulären Gewebe herauspressen, um dann durch das Abnehmen des Bandes alle Schleusen zu öffnen. In diesem Moment strömt und flutet frische, nährstoffreiche Flüssigkeit ein. Das frische arterielle Blut versorgt die Muskulatur mit Nährstoffen und Sauerstoff, das zurückfließende venöse Blut nimmt die angefallenen Schadstoffe mit.

Diese verbesserte Fluidität sorgt auch für eine verbesserte Vernetzung und Informationsweitergabe zwischen Nervensystem und Faszien. Der Austausch der Flüssigkeit in der extrazellulären Matrix beschleunigt das Wachstum beziehungsweise die Erneuerung der Zellen.

Selbst kleine Entzündungen und Einrisse in Muskulatur, Sehnen und Gewebe lassen Schlacken und Stoffwechselendprodukte entstehen, die jetzt herausgeschwemmt werden.

Die Anlage komprimiert die Blut- und Lymphbahnen; Applikationen am Gelenk erzeugen einen hohen Druck in den Arterien. Dieses Verfahren ähnelt dem in der Rehabilitation und im Hochleistungssport eingesetzten Okklusionstraining beziehungsweise dem Blood-Flow-Restriction-Training (siehe Kasten auf Seite 11).

Bei einer Gelenkapplikation kommt es zu einer erhöhten Resorption der Gelenkflüssigkeit in der Kapsel. Die Folge ist eine massive Gewebedurchspülung, wobei Abfallstoffe ausgeschwemmt werden und die Schleusen für eine verbesserte Stoffwechsel- und Ernährungssituation (Trophik) ähnlich einer Hypertrophie geöffnet werden.

Diesen Schwammeffekt macht man sich übrigens auch beim Blackroll-Training zunutze, allerdings nicht über den gesamten Umfang der betroffenen Stelle, sondern nur punktuell auf der Abrollfläche. Das Floss-Band umschließt im Vergleich dazu zirkulär das myofasziale Gewebe.

Wer das Flossing bewusst als Trainingsform einsetzen will, kann damit sogar das Muskelwachstum anregen, da sich durch die Unterversorgung der Systeme die Intensität des Trainingsreizes automatisch erhöht. Studien aus dem Hypertrophietraining mit geflossten Gliedmaßen zeigen, dass es dabei zu anabolen Prozessen wie dem vermehrten Anstieg von Wachstumshormonen und der Aktivierung der Muskelproteinbiosynthese kommt. All das ist aber abhängig von dem Druck auf die Muskulatur per Applikation, der Dauer des Flossings sowie den ausgeführten Übungen.

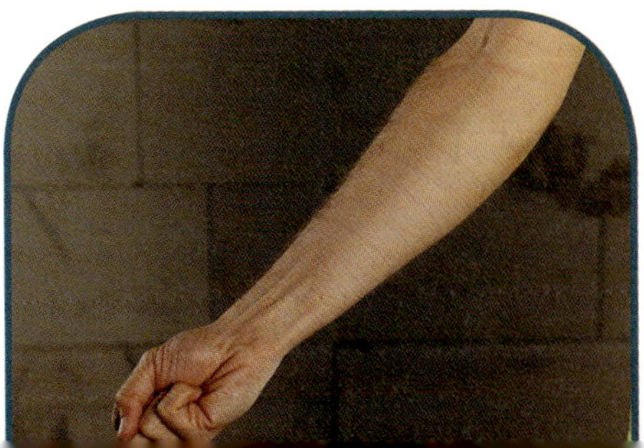

Sichtbare Zeichen – die Abdrücke des Floss-Bandes auf der Haut sind normal und verschwinden nach wenigen Minuten wieder.

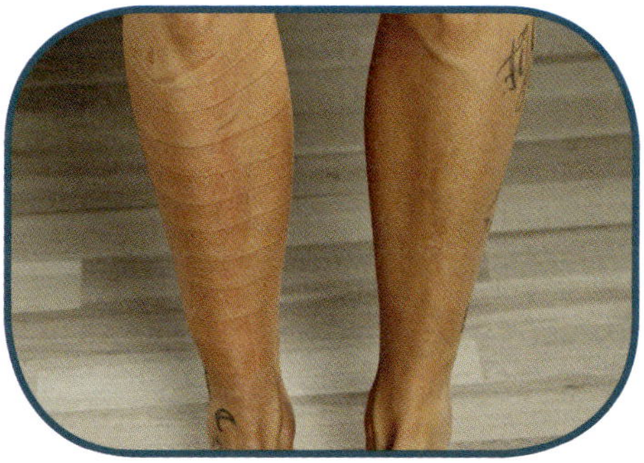

Der starke Druck, der durch das Floss-Band ausgeübt wird, presst die Flüssigkeit aus dem Gewebe.

Okklusionstraining und Blood-Flow-Restriction-Training

Das Okklusionstraining beziehungsweise Blood-Flow-Restriction-Training wird zur Kräftigung der Muskulatur schon seit Jahren angewendet. Anders als beim Flossing wird hier nicht ein größerer Bereich komprimiert, sondern einfach die Blutzufuhr mit einer schmalen Manschette verringert oder komplett unterbunden. So soll erreicht werden, dass der Muskel beim Krafttraining auch mit weniger Sauerstoff (dieser ist ja in frischem Blut enthalten) Leistung erbringen muss. Bei Studien konnte auch festgestellt werden, dass der Kraftzuwachs in direktem Zusammenhang mit der Ausschüttung von Wachstumshormonen steht. Allerdings muss bei dieser Methode beachtet werden, dass nur der venöse Zufluss unterbunden wird, nicht aber der arterielle. Daher sollte solch ein Training nur unter ärztlicher oder sportwissenschaftlicher Begleitung absolviert werden.

SUBKUTANE IRRITATION

Um dem Patienten sehr schnell Schmerzlinderung zu verschaffen und ihm, wenn auch zeitlich begrenzt, »normale Bewegungsabläufe« zu ermöglichen, ist die durch das Flossen angestrebte subkutane Irritation einer der wichtigsten Effekte.

Subkutane Irritation – worunter sich viele nichts oder nur wenig vorstellen können, hat jeder in seinem Leben schon mehrfach erlebt. Nachdem man sich beispielsweise am Schienbein oder einer anderen schmerzempfindlichen Stelle gestoßen hat, reibt man ganz unbewusst mit der Hand über den betroffenen Bereich. Dieser Reflex hat durchaus seinen Grund, denn der Impuls, den das Reiben auslöst, wird im neuronalen System schneller weitergeleitet als der des Schmerzes. Die Mechanorezeptoren, die auf Druck, Reibung, Bewegung etc. reagieren, »schlagen« also die Nozizeptoren, die Schmerz melden. Oder: Die Schmerzwahrnehmung lässt sich durch bestimmte sensorische Simulationen beeinflussen, was auch die Gate-Control-Theorie belegt. Erst wenn der Schmerz am Einfallstor – im segmentalen Hinterhorn des Rückenmarks – ankommt, wird er überhaupt als solcher wahrgenommen. Schaffen wir es aber als Therapeuten, andere Impulse zu setzen wie beispielsweise durch das Flossing, wird der Schmerz abgeschwächt am Tor ankommen.

Positiv verstärkt wird das Ganze noch durch die Stimulierung der Mechanorezeptoren. Sie vermindern die Sympathikusaktivität, was wiederum zur Folge hat, dass der Muskeltonus im geflossten Bereich gesenkt werden kann.

Somit kann man durch diesen »sensorischen Input« (Afferenzen) einen positiven Einfluss auf den motorischen Output (Efferenzen) nehmen.

In der Realität kommt es dann zu einer Überlagerung des Schmerzempfindens durch den neuen Reiz – im Beispielsfall des angestoßenen Beines also durch die Reibung. Diese als hautvermittelte Schmerzreduktion bezeichnete Reaktion macht sich das Flossing zunutze – auf verschiedene Arten:

- durch den Abbindedruck,
- durch die während der Bewegung entstehenden Zugkräfte auf die Haut – sowohl vom Patienten beim Workout auch als durch die Friktion der Applikation durch den Therapeuten verursacht.

Gerade bei Patienten mit starken Schmerzen ist daher der subkutanen Irritation große Aufmerksamkeit zu schenken und es lässt sich damit auch ein schneller Behandlungserfolg erzielen. Einerseits lasen sich durch Schmerzen verursachte Schonhaltungen vermeiden und in der Folge weitere entstehende Beschwerden verhindern. Andererseits können mit geringeren oder gar keinen Schmerzen bestimmte Bewegungsabläufe wieder technisch sauber durchgeführt werden und das eigentliche Training kann schneller wieder aufgenommen werden.

KINETIC RESOLVE

Die dritte Säule, auf der das Flossing fußt, ist der sogenannte Kinetic Resolve. Kinetic wird vom griechischen Begriff *kinētikós* = »die Bewegung betreffend« hergeleitet. *Resolve* bedeutet aus dem Englischen übersetzt »auflösen« beziehungsweise »bereinigen«. Im Falle des Flossens ist hier vorrangig das Lösen von Adhäsionen und Restriktionen, die aus Verletzungen, Fehlhaltungen sowie Überlastungen resultieren, gemeint. Vereinfacht: Das Gewebe beziehungsweise die darunter liegenden Schichten sollen wieder gleiten können. Das können Faszienhüllen sein, die einen Muskel umschließen, Sehnen oder Gelenke. Unglaublich viel aufgewendete Energie bleibt auf der Strecke, wenn es im Bewegungsapparat Restriktionen gibt. Die Kraft kann nicht fließen und muss sich einen anderen Weg suchen, der aber auch wieder zu Überlastungen führen kann.

Doch wie gelingt solch ein Kinetic Resolve? Grundvoraussetzung ist der Druck des Bandes auf eine oder mehrere Schichten. Durch die verwendeten Latexbänder entsteht bei der Anlage mit hoher Kompression eine starke Verbindung (Kohäsion) mit der Haut – ähnlich des Unterdrucks, der auch beim Schröpfen erzeugt wird.

Mithilfe dieser Kohäsion kommt es bei Bewegungen – egal ob aktiv durch den Patienten oder passiv durch den Therapeuten ausgelöst – zu einer dynamischen Verschiebung, Entzerrung sowie zum Lösen des unter der Haut liegenden Gewebes. Dazu zählen aber nicht nur die Unterhautgewebeschichten, sondern auch Faszien, Muskeln und Sehnen. Durch manuelle Techniken werden die darunterliegenden Schichten gegeneinander verschoben und so gelöst. Ein für den Therapeuten recht einfacher, aber für den Patienten schmerzhafter Kinetic Resolve ist die Friktion des angelegten Floss-Bandes. Das bedeutet, der Therapeut verwringt die Applikation und die behandelte Stelle mit seinen Händen. Bitte unbedingt an sich selbst ausprobieren, denn dann kann man die daraus resultierende Unannehmlichkeit einschätzen und wird schnell feststellen, dass der Name Brennnesseltechnik hier nicht von ungefähr kommt.

Dadurch verbessert sich in all den Bereichen auch die Durchblutung, Durchwässerung sowie die Nervenleitfähigkeit und somit die Informationsweitergabe an Gelenke, Muskeln, Sehnen und Faszien. Der Körper schaltet schneller, wenn die Blockade im Gewebe gelöst ist, und ist leistungsfähiger, wenn die Säfte wieder fließen können.

Mit diesem Kinetic Resolve und der damit erzeugten Verschiebung der Schichten lassen sich auch die oft sehr schmerzhaften Crosslinks in den Faszien lösen. Diese Wasserstoffbrücken im Bindegewebe bilden sich häufig nach Verletzungen, Fehlhaltungen oder Ruhigstellung und verschlechtern insgesamt die Mobilität und Flexibilität. Sind sie aufgelöst, kann sich der Patient wieder besser bewegen.

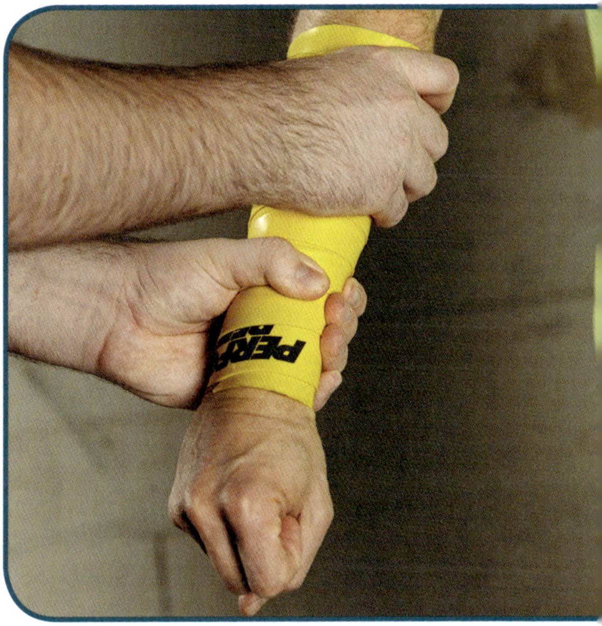

Mittels Kinetic-Resolve-Technik sollen Verklebungen im myofaszialen Gewebe gelöst werden.

Flossing und myofasziale Leitbahnen

Wichtig ist, bei jeder Applikation zu wissen, woher der Schmerz beziehungsweise die Beschwerden tatsächlich herrühren. Hier hilft die von Thomas Myers entwickelte Lehre der *anatomy trains*, ein Bewusstsein dafür zu schaffen, was im Körper wie miteinander verbunden ist. Die »anatomischen Leitlinien« oder »Zugbahnen« zeigen auf, wo Kräfte und auch Säfte fließen. Sie lassen beispielsweise gut erkennen, dass die Ursache für den Knieschmerz nicht dort liegen muss, wo es wehtut, sondern dieser eine Etage höher in der Hüfte oder eine Etage tiefer im Sprunggelenk verursacht werden kann. Die myofaszialen Leitbahnen sind in jeden Bewegungsablauf miteinbezogen. Diese verschiedenen Muskel-Faszien-Bahnen verlaufen auf unterschiedlichen Wegen durch den gesamten Körper, leiten Kräfte weiter und gewährleisten die nötige Elastizität sowie Beweglichkeit, aber auch Körperspannung – im Idealfall. Denn kommt es zu Adhäsionen oder »Fixierungen« auf ihren Verbindungen, verändert sich auch immer die »Mechanik« der Faszien. Sie können nicht mehr so gut arbeiten, da die interzelluläre Flüssigkeit nicht mehr optimal fließen kann. Vergleichbar mit einem stehenden Gewässer kommt es zu Fäulnis- und Gärungsprozessen, deswegen der Spruch »Säfte müssen fließen können«, der als naturheilkundliche Grundregel gilt.
Die anatomischen Zuglinien, die von oben nach unten verlaufen, helfen gerade Therapeuten dabei, Zusammenhänge zu erkennen, die Ursache von weitergeleiteten Fehlspannungen aufzuspüren und diese dann auch systematisch zu behandeln.

Beim Flossing sorgt der Schwammeffekt für eine »Frischwasser«-Versorgung des Gewebes; der Kinetic Resolve hilft beim Lösen von Fixierungen und Adhäsionen. Daher eignen sich das Floss-Band und die damit durchgeführten Applikationen ideal, um die Züge wieder auf diesen anatomischen Gleisen ohne Unterbrechung durchfahren zu lassen.

Die wichtigsten Zuglinien, die Thomas Myers in seinem Buch *Anatomy Trains* beschreibt, zeigt die folgende Seite im Überblick.

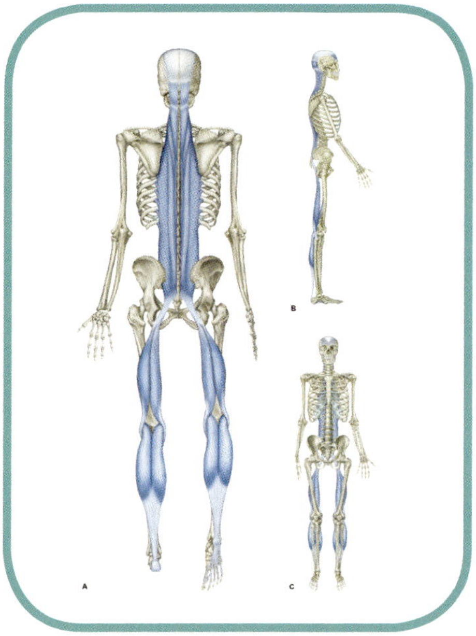

Oberflächliche Rückenlinie

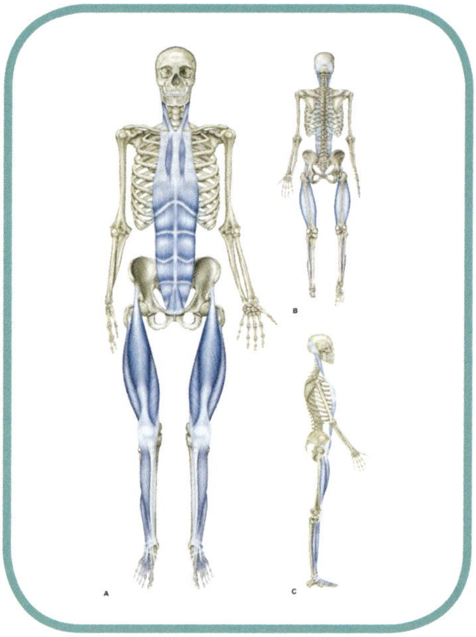

Oberflächliche Frontallinie

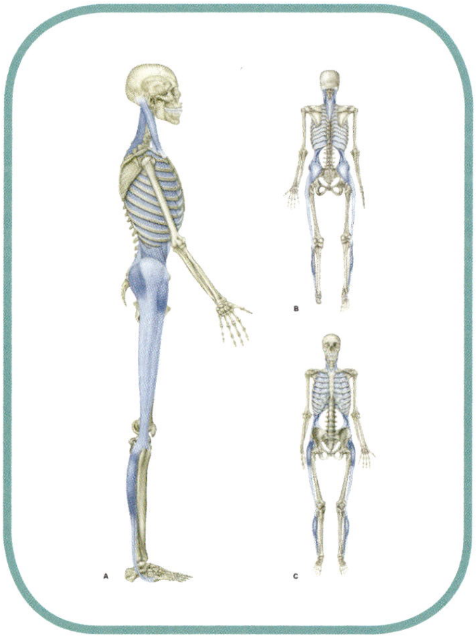

Laterallinie

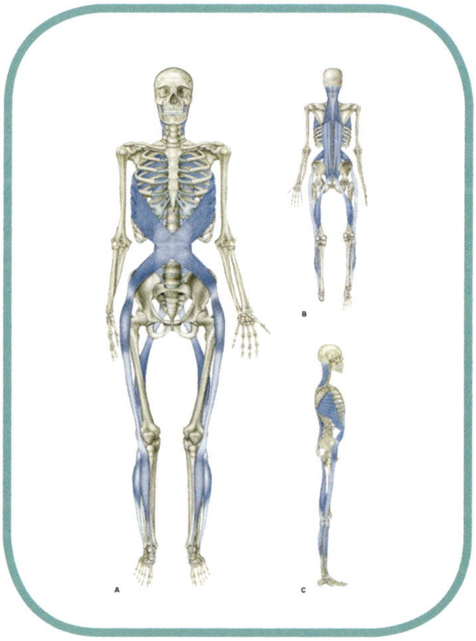

Spirallinie

Wirkung von Flossing-Anlagen auf die Faszien

Faszien durchziehen den menschlichen Körper – vom Kopf bis zu den Zehen. Muskeln, Knochen, Nerven, Blutgefäße, Organe sowie Gehirn und Rückenmark werden nicht nur von dieser »Haut«, dem Bindegewebe, umschlossen, sondern sind sogar untereinander verwebt – vergleichbar mit einem dreidimensionalen Spinnennetz. Ohne dieses Fasziennetz würden die Organe im Körperinneren herumfliegen, die Muskeln auslaufen, die Knochen herumbaumeln.

Ähnlich wie die Muskeln lassen sich Faszien über einen richtig gesetzten und gut getimten Reiz stärken, aber auch durch fehlende Bewegung oder Überforderung schwächen. Die Folge: Sie verhärten beziehungsweise verkümmern. Verletzungen, Narbenbildung, Entzündungen oder Crosslinks verändern die Strukturen und vermindern die Elastizität der Faszien. Ein nur noch wenig elastisches Fasziengewebe regeneriert verzögert, da es nicht mehr so gut mit Nährstoffen und Flüssigkeit versorgt wird.

Da Faszien Muskeln vor Überdehnung oder Rissen schützen sollen, sind sie nicht so flexibel wie die Muskeln. Ihre Gitternetzstruktur aus Elastin und Kollagen macht sie »spröder« und »fester«. Werden die Faszien beispielsweise durch das Bindegewebe nicht ausreichend mit Flüssigkeit versorgt, werden sie über die Maßen gefordert – besonders bei starken, ruckartigen Bewegungen. Die spröden, ausgetrockneten Faszien halten der Belastung dann nicht mehr stand und sind viel anfälliger für Verletzungen.

Mikro-Zellverletzungen im Muskel- und Fasziengewebe durch überhartes Training oder zu große Belastung – auch durch dauerhaft falsche Haltung beziehungsweise nonkonforme Bewegungsabläufe – verursachen kleinste Entzündungsherde. Diese verschlimmern sich durch die beim Sport gebildeten Stoffwechselzwischen- und -endprodukte zusätzlich und führen dazu, dass das myofasziale Gewebe verkleben kann.

Wenn Faszien nicht mehr einwandfrei arbeiten können, wird außerdem das Netz unnötig und an den falschen Stellen unter Spannung gesetzt, was Muskeln und Knochen, ja sogar Organe negativ beeinflusst. So verschlechtert sich nicht nur die Muskelökonomie, oftmals schränkt die »Blockade« im Gewebe auch die gesamte Beweglichkeit des Körpers ein. Folgen sind zumeist Überlastungsschäden oder Verletzungen.

Faszien können auch fühlen und sind so für die Körperwahrnehmung von sehr großer Bedeutung, da sie Bewegungsabläufe koordinieren. So sensibel die Faszien auch sind, so schmerzhaft können sie Laut geben, denn sie besitzen eine hohe Dichte an schmerzleitenden Nervenendigungen (Nozizeptoren). Nicht umsonst werden die Faszien auch als Sinnesorgan bezeichnet.

Wer Faszien professionell flosst, erreicht schnell Schmerzlinderung und Leistungsoptimierung.

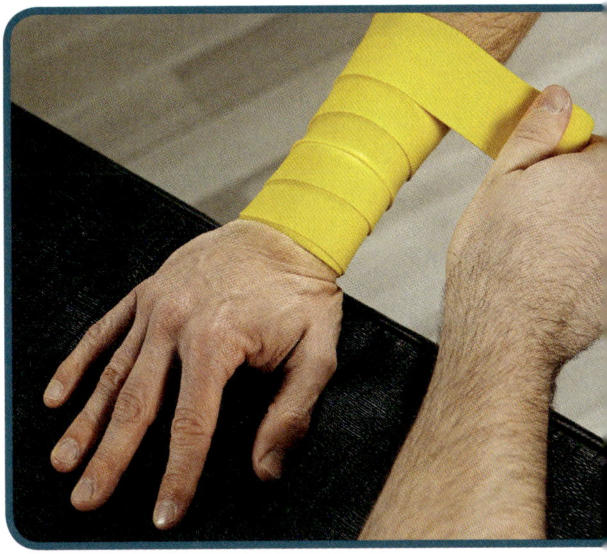

Schwammeffekt

Das myofasziale Gewebe wird durch die einwirkende Kompression des Gummibandes in Kombination mit durch die Bewegung ausgelösten Scherkräften »ausgewalkt«. Lässt der Druck beim Lösen des Floss-Bandes nach, kann sich das Gewebe wieder von Neuem mit frischer Flüssigkeit auffüllen und gleichzeitig wird seine Durchblutung verbessert. Dies führt zu einer erhöhten Viskosität des myofaszialen Gewebes: Es wird wieder geschmeidiger und sensibler. Muskeln und Faszien können dann besser gleiten und miteinander kommunizieren.

Subkutane Irritation

Wie schon beschrieben können Faszien Schmerzen auslösen, hervorgerufen durch schlechte Haltung und Überlastung. Ursächlich für Schmerzen im unteren Bereich des Rückens ist nach neuesten Erkenntnissen häufig die Lumbodorsalfaszie (Faszie am unteren Rücken). Hier befinden sich außergewöhnlich viele dieser Schmerzsensoren mit einer niedrigen Reizschwelle. Bei einer schmerzauslösenden Faszie können durch die Applikation und die Therapie mit dem Floss-Band die mechanischen Rezeptoren (Propriozeptoren, Mechanorezeptoren etc.) so stark gereizt werden, dass es zu einer Überlagerung des Schmerzempfindens kommt. Infolgedessen können Schonhaltungen und weitere Verklebungen innerhalb der Faszien verhindert werden. Durch die momentan erreichte Schmerzlinderung kann der Patient die Gliedmaßen wieder normal ohne Einschränkungen bewegen. Dieser intakte Prozess wird im Gehirn neu abgespeichert, was die bisherige Schonhaltung auflöst beziehungsweise durch die richtige Haltung überschreibt.

Kinetic Resolve

Dieser Effekt kommt bei der Beseitigung der sogenannten Crosslinks zum Tragen. Die Faszien bilden diese Querverbindungen nach längeren Fehlhaltungen, Verletzungen oder Ruhigstellung. Resultat: Die Dehnfähigkeit des Bindegewebes vermindert und die Beweglichkeit verschlechtert sich. Durch regelmäßige physiotherapeutische Maßnahmen wie das Flossing lassen sich Crosslinks einerseits verhindern, andererseits auch wieder auflösen. Durch das angelegte Floss-Band und gleichzeitige Bewegungsimpulse werden diese Verklebungen aufgebrochen, um die Mobilität der Gewebsschichten wiederherzustellen. Das Band hält die Haut und subkutanes Gewebe fest und das darunterliegende Gewebe wird dagegenbewegt, indem Torsionen und longitudinale Dehnungen absolviert werden – aktiv durch den Patienten oder passiv durch den Therapeuten.

Wirkung von Flossing-Anlagen auf die Gelenke

Die Gelenke im menschlichen Körper sollen – sofern sie völlig intakt sind – optimale, koordinativ anspruchsvolle Bewegungsabläufe ermöglichen und absolvieren können. Ob im Nacken, in der Hüfte, im Knie oder Fußgelenk – nur frei bewegliche Gelenke gewährleisten ein schmerzfreies Alltags- wie Athletenleben. Oftmals ist der erste Schritt der Behandlung hier, die Gelenkmechanik zu richten beziehungsweise das Gelenk zu mobilisieren, um es in die richtige »neutrale« und stabile Stellung zu bringen. Dieses Resetten ist wichtig, da Sensoren im Gelenk die Positionierung, also die Stellung desselben ans

Die Mechanik eines beeinträchtigten Gelenks kann mittels Flossing-Anlagen wiederhergestellt werden.

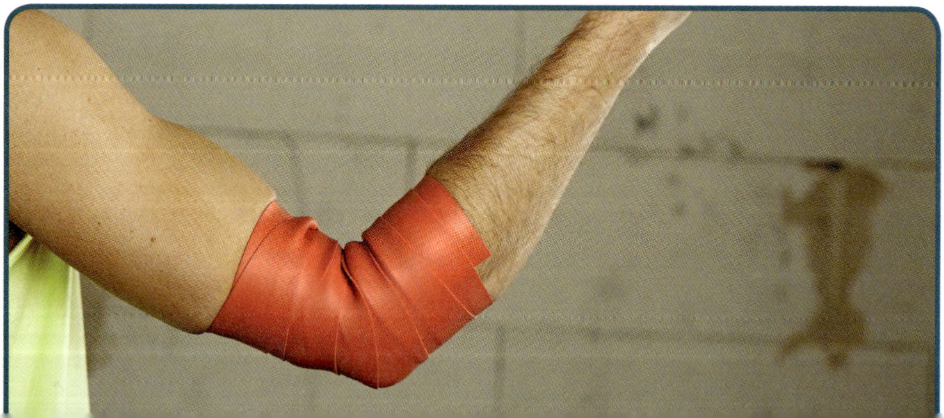

Gehirn funken und dieses wiederum mit diesen Daten umliegende Muskeln, Sehnen und Bänder aktiviert. Allerdings muss der Mensch nicht jedes Mal überlegen, wenn er einen Schritt macht oder springt, denn das System verfügt über einen Autopiloten. Dieser kann aber nur so gut sein wie seine Sensoren. Sind die aus unterschiedlichsten Gründen gestört, kann es bei den biomechanischen Abläufen zu Fehlern im System kommen. Die Folgen sind bekannt: Werden Bewegungsabläufe falsch ausgeführt, kommt es nach einer gewissen Zeit zu Überlastungsschäden.

Jedes Gelenk im menschlichen Körper ist von einer Kapsel umschlossen. Deren Aufgabe ist es, das Gelenk mit Flüssigkeit zu versorgen sowie die Gleitfähigkeit innerhalb der Gelenkflächen zu gewährleisten. Bei Fehlhaltungen oder Ruhigstellung kann sich diese Hülle ums Gelenk verhärten oder gar verändern. Bei Verletzungen im Gelenk durch Kontusion (Prellung), Distorsion (Verstauchung) oder Luxation (Verrenkung) erhöht sich im Gros der Fälle durch die Ergüsse in der Kapsel die Flüssigkeitsproduktion. Die Kapsel pumpt sich auf wie ein Luftballon. So ist wenig Bewegung im betroffenen Gelenk möglich und es werden über Rezeptoren starke Schmerzen ausgelöst. Auf diese Weise zwingt der Körper den verletzten Menschen dazu, das Gelenk für einige Zeit zu entlasten. Zudem ist dadurch logischerweise die Körperwahrnehmung gestört, da das Gelenk nicht wie gewohnt in unterschiedliche Richtungen bewegt werden kann.

Allerdings gibt es nicht nur in der Gelenkkapsel solche Rezeptoren, sondern auch in den gelenkumgebenden Strukturen, vor allem in den Bandstrukturen. Bei Rissen oder Überdehnungen werden diese in extremem Maße gereizt. Ähnlich der Muskelverletzung kann es auch hier zu einer Einblutung kommen.

Schwammeffekt

Bei Gelenkergüssen und den damit verbundenen starken Schwellungen führt die starke Kompression durch das Floss-Band zum vermehrten Abtransport der Gelenkflüssigkeit durch das Lymphsystem.

Subkutane Irritation

Akute Verletzungen des Kapselbandapparats können zu einer schmerzhaften Schwellung führen. Durch subkutane Irritation lassen sich gerade in der Akutphase mittels Reizüberlagerung Schmerzen lindern.

Tipp

Die Flossing-Anlage lässt sich mit Eisanwendungen kombinieren, um neben den Mechanorezeptoren auch die Thermorezeptoren zur Schmerzüberlagerung zu nutzen.

Kinetic Resolve

Bei subakuten oder chronischen Bewegungseinschränkungen der Gelenkkapsel sowie falscher Gelenkstellung kann der Kinetic-Resolve-Effekt des Flossings in Verbindung mit aktiven Übungen oder manueller Behandlung zu einem großen Therapieerfolg führen. Zum einen lassen sich so Verklebungen um das Gelenk (im paraartikulären Raum) lösen. Zum anderen wird mittels der entstehenden Distraktionskraft der Druck im Gelenk verringert (Flexion Gapping), so Voodoo-Flossing-Erfinder Kelly Starrett. Dadurch wird die Beweglichkeit in alle Richtungen wiederhergestellt.

Wirkung von Flossing-Anlagen auf die Muskulatur

Die Muskeln sind die Kraftwerke des menschlichen Körpers. Werden unsere insgesamt ca. 250 Millionen feine Muskelfasern vom Gehirn richtig angesteuert, ermöglichen sie extreme Bewegungen, erzeugen hohe Kräfte und halten unglaubliche Lasten. Allerdings reichen geringste Veränderungen aus, damit dieses System gestört wird. Selbst kleinste muskuläre Dysbalancen können Schmerzen beziehungsweise Beschwerden verursachen. Anfänglich versucht die starke Muskulatur noch, den Ausfall des Gegenspielers zu kompensieren. Durch die erhöhte Anspannung der »überarbeiteten« Muskulatur ändert sich ihr Tonus, sie wird schlechter durchblutetet, die Flexibilität mindert sich – und irgendwann verweigert sie oder einer der beteiligten anderen Muskeln, ein Gelenk oder

Mit der Kompression durch eine Muskel-Applikation lässt sich die Regeneration beschleunigen.

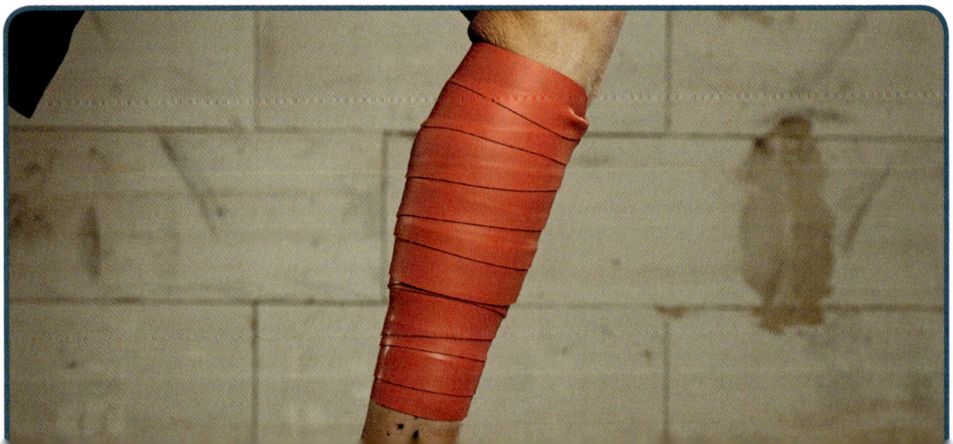

eine Sehne ihren Dienst. Fehlstellungen der Gelenke sowie Blockaden können ebenfalls die Folge solcher Überlastungen sein.

Dies alles zeigt, dass man Muskeln nie einzeln betrachten sollte, sondern als Teil einer funktionellen Muskelkette und »Mitglied« im myofaszialen System. Schließlich hängt alles mit allem zusammen. Das bedeutet, dass bei Beschwerden, Verletzungen und Bewegungseinschränkungen am Muskel auch immer die Faszie beeinflusst wird und natürlich auch umgekehrt.

Schwammeffekt

Gerade um die Regeneration von Muskeln zu beschleunigen, ist das Training mit dem Floss-Band sinnvoll. Durch den hohen Kompressionsdruck werden Schadstoffe und Abfallprodukte aus den Muskelzellen und dessen Bindegewebsschichten (Endomysium) herausgepresst und dem Lymphsystem zugeleitet. Nachdem das Band gelöst wurde, »öffnet« sich das Gewebe wieder und wird mit frischer extrazellulärer Flüssigkeit durchspült und im Zuge eines stark erhöhten Blutflusses mit Glykogen und Sauerstoff versorgt. Die Muskelzelle erhält so ein frisches Milieu, was eine ökonomische Kontraktion bzw. Relaxation erleichtert. Das Endomysium wird bei verklebter Muskulatur mit mehr Flüssigkeit versorgt, was die Gleitfähigkeit unter den Muskelfasern positiv beeinflusst.

Während Muskeln unter Kompression bewegt werden, wird dem Organismus ein Versorgungsnotstand signalisiert: wenig Blut, ergo wenig Sauerstoff und Glykogen. Dieser Reiz versetzt die beteiligten Systeme in Alarmbereitschaft, was sie dazu veranlasst, für schnellere und vor allem qualitativ bessere Versorgung zu sorgen. So lässt sich die Wirkung des Schwammeffekts nochmals steigern.

Bei akuten Verletzungen der Muskulatur wie leichten Faserrissen oder einem Muskelkater hilft eine Anlage mit dem Floss-Band ebenfalls. Durch den hohen Druck wird das Gewebe so komprimiert, dass das typische Einbluten verringert wird. Der Wechsel zwischen Druck und Entlastung verbessert wiederum den Abtransport von Schlacken und Abfallprodukten, sodass weitere Entzündungen verhindert beziehungsweise minimiert werden können, ohne die Prozesse zu verhindern, die für die Autoreparatur nötig sind. Somit kann man manualtherapeutisch adaptiven Dysfunktionen im gesamten System vorgreifen.

Das 1 x 1 des Flossings

Ob als Therapie- oder als Trainings-Tool – Flossing kann Patienten wie Athleten helfen, ihre Schwachstellen zu bekämpfen. Unterschiedliche Wirkmechanismen des Flossings können greifen – mal separat wie der Schwammeffekt bei unterversorgtem Gewebe, die subkutane Irritation bei Schmerzen, der Kinetic Resolve zum Auflösen von Crosslinks. Aber zumeist ist es die Erfolg versprechende Kombination aller drei Effekte.

Generell ist die Behandlung per Floss-Band zu Beginn ungewohnt und auch unangenehm für den Patienten. Schließlich wird das Gewebe neu ausgerichtet und es »zerreißen« verfilzte und verhärtete Strukturen im Gewebe. Es ist eine Herausforderung für den Therapeuten, dem Patienten das zu vermitteln. Eine Handlungsanleitung hierfür gibt es auf S. 30.

Um keine Schäden zu verursachen, wird die zu behandelnde Stelle je nach Schwere der Beeinträchtigung nur 1 bis 3 Minuten lang geflosst. Es darf kribbeln, aber wenn die Haut weiß wird, die Stelle stark schmerzt oder die betreffende Extremität taub wird, muss das Band abgenommen werden.

Mit etwas Übung und Geschick gelingt es Therapeuten, Trainern, Medizinern, aber auch erfahrenen Sportlern schnell, erste Flossing-Applikationen anzulegen. Wichtig ist neben der Wahl des richtigen Bandes dessen Handhabung sowie das exakte Anbringen der Anlage. Oft entscheiden gerade die Applikationstechnik und der Druck über den Erfolg einer Flossing-Behandlung.

Was beim Flossing sonst noch besonders zu beachten ist, erfahren Sie in den folgenden Abschnitten.

KEINE EXPERIMENTE MIT DEN GUMMIBÄNDERN

Auch wenn der »Erfinder« des Flossings, Kelly Starrett, davon spricht, man solle Fahrradschläuche aus Kautschuk aufschneiden und diese als Bänder zum Flossen verwenden, sollten Therapeuten und Trainer doch auf die extra dafür entwickelten Bänder zurückgreifen, die mittlerweile erhältlich sind. Ideal sind aufgrund ihrer hohen kohäsiven Kraft Exemplare aus Naturkautschuk.

Diese Floss-Bänder gibt es in unterschiedlichen Längen, Stärken und Breiten: Für die kleinen Gelenke beispielsweise an der Hand eignen sich schmalere Bänder, für großflächige Applikationen am Knie oder der Schulter die breiten Bänder. Bei Fingergelenken kann es auch sinnvoll sein, das Band zurechtzuschneiden. Das Gummiband selbst sollte sich gut an die Haut anschmiegen – empfehlenswert ist ein Selbsttest –, sehr elastisch sein sowie gut in der Hand liegen sprich griffig sein beziehungsweise Grip haben. Vorsicht vor Billigprodukten! Oft sind diese Bänder nicht durchgehend in gleichem Maße elastisch, was den Therapieerfolg beeinträchtigt.

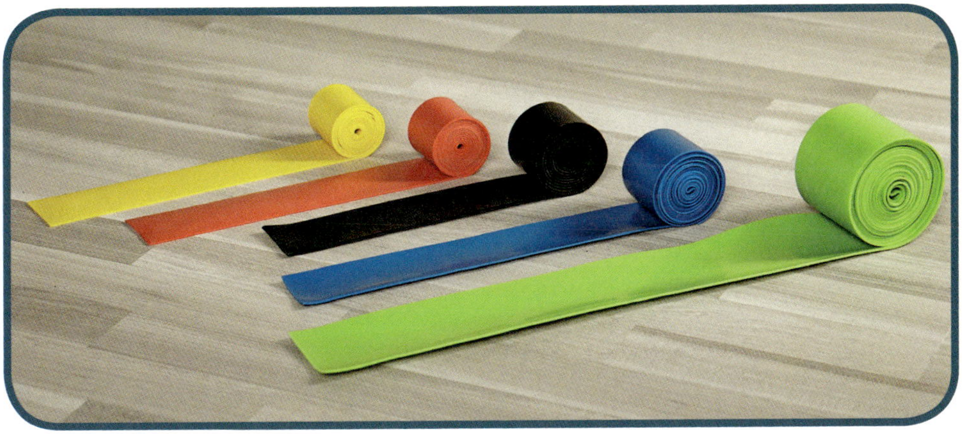

Abhängig vom Beschwerdebild und der zu flossenden Stelle kann aus unterschiedlichen Bändern gewählt werden.

REINIGUNG DES FLOSS-BANDS

Tipp

Dem Patienten das Band nach der ersten Behandlung mitgeben – kostenlos oder zum Einkaufspreis – und ihn bitten, es zu den nächsten Sitzungen mitzubringen. So muss sich der Therapeut nicht selbst um die Hygiene des Bandes kümmern.

Das Band lässt sich mit lauwarmem Wasser reinigen, in Einzelfällen auch mit einer Alkohollösung desinfizieren.

HANDLING DES FLOSS-BANDES

Es gibt keine fest vorgeschriebene Handhabung. Wichtig ist nur, die Rolle gut im Griff zu haben und ein Gefühl für den Zug des Bandes zu entwickeln, denn der Druck, der während des Anlegens auf die zu flossenden Stellen wirken soll, wird durch den Zug am Floss-Band reguliert. Wichtig: Beim Übergeben des Bandes in die andere Hand darauf achten, dass der Druck nicht verloren geht.

Die beiden Möglichkeiten, das Floss-Band abzurollen.

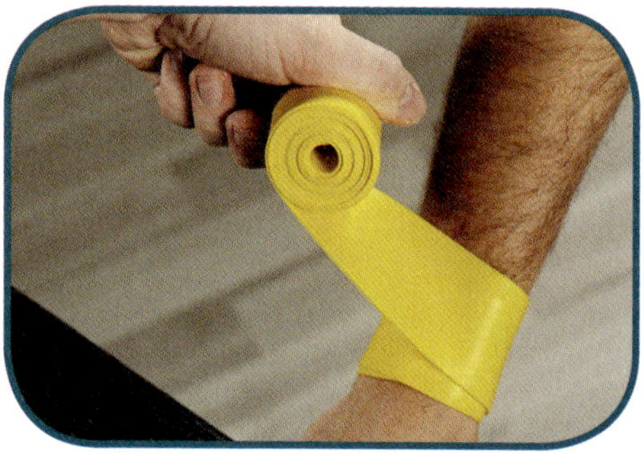

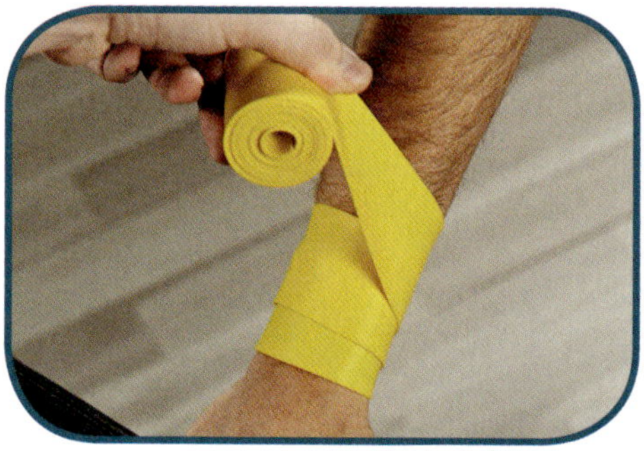

DIE ANLAGE

Zu Beginn sollte immer eine fest sitzende Basis geschaffen werden. Dafür muss das Floss-Band einmal zirkulär komplett überlappend unterhalb der zu flossenden Stelle angelegt werden. Dies sollte mit mindestens 30 Prozent Zug über die gesamte Basis geschehen. Je nach Position, beispielsweise am Knöchel oder unterhalb des Kniegelenks, kann der Zug auch auf bis zu 60 Prozent erhöht werden.

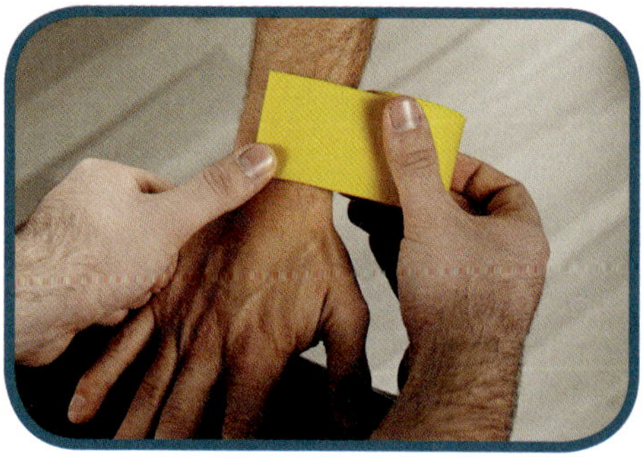

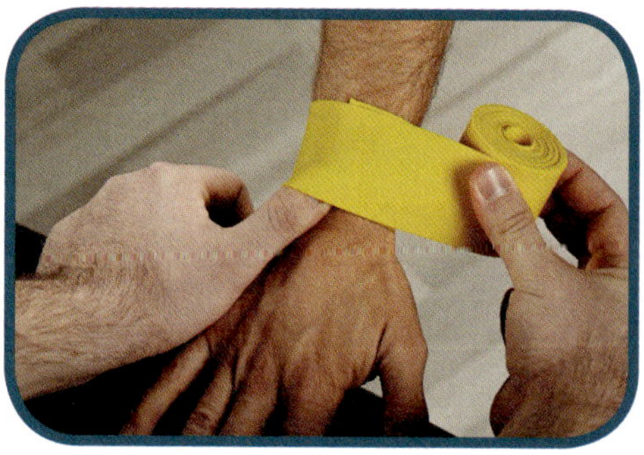

So legt man die zirkuläre Basis einer Anlage.

Um zu entscheiden, wie viel Überlappung bei der jeweiligen Applikation nötig oder sinnvoll ist, kommt es auf die Art der Anlage und die Behandlung der betroffenen Stelle an. Bei einer Gelenkanlage ist eher mehr Überlappung ratsam – mindestens 50 Prozent –, bei Muskel- oder Faszienanlagen dagegen eher weniger Überlappung mit einem Zug von 20 bis 50 Prozent des maximal möglichen Zugs auf das Band.

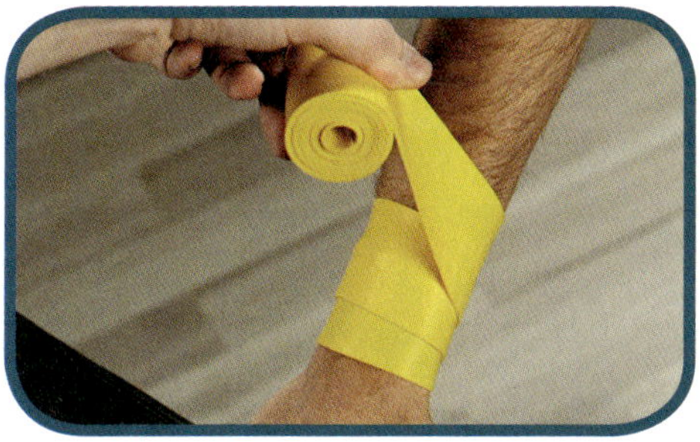

Auch der Grad der Überlappung wird bewusst gewählt.

Allerdings ist der Bereich der Überlappung auch immer davon abhängig, wie viel Bewegung auf die Applikation wirkt und wie viel Druck auf die Strukturen ausgeübt wird.

Grundsätzlich gilt:

- **Je mehr bewegt** werden soll oder/und **je mehr Kompression** auf das Gewebe wirken soll, desto **mehr Überlappung** muss gewährleistet sein.
- **Je weniger bewegt** werden soll oder/und **je weniger Kompression** das Gewebe benötigt, desto **weniger Überlappung** ist notwendig.

DIE KUNST DES BAND-FIXIERENS

Wenn nun die Anlage angebracht ist, stellt sich die letzte Herausforderung: Wie wird das Band fixiert? Einfach gesagt klemmt man die letzten rund 10 Zentimeter irgendwo in die Anlage ein. Dies ist absolute Übungssache und sollte daher erst einmal »trocken« – also ohne Patient oder Klient –mehrmals geübt werden.

Tipp

Die letzte zirkuläre Bahn, kurz vor dem Ende des Bandes, mit etwas weniger Zug anlegen, damit man das Ende leichter darunter fixieren kann.

So fixiert man das Ende des Bandes.

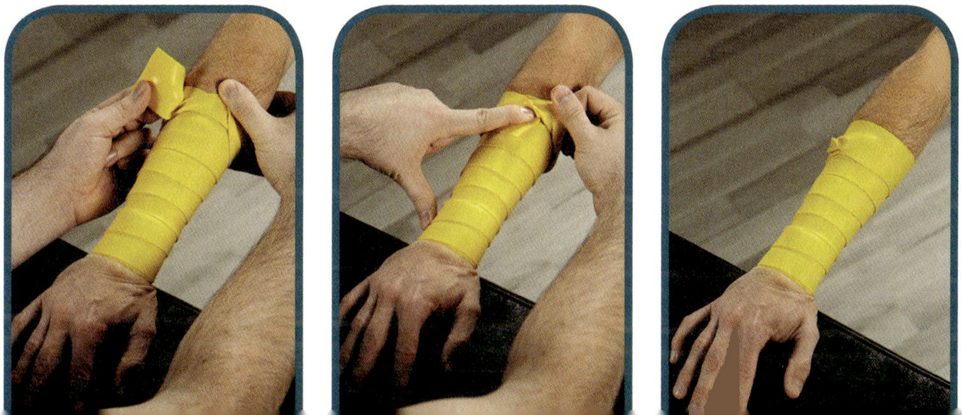

ZUG DER ANLAGE

Je nach Applikation, Trainings- beziehungsweise Behandlungsziel variiert der Zug der Anlage. Die im Praxisteil angegebenen Prozentzahlen für den Zug des Floss-Bands sind Richtwerte. Je nach Dicke und Breite des Bandes lässt sich das Gummi gut oder weniger gut auf Zug bringen. Je dicker ein Band ist, umso weniger Zug muss man auf das Band geben, um den gewünschten Druck auf das Gewebe zu bekommen. Um den Zug gut dosieren zu können, ist es ratsam, das Band einmal voll zu dehnen und somit die 100 Prozent Zug (maximale Ausdehnung des Bandes) zu definieren. Daran kann man sich gut orientieren, wenn man die gewünschte Zugstärke auf das Gewebe bringt.

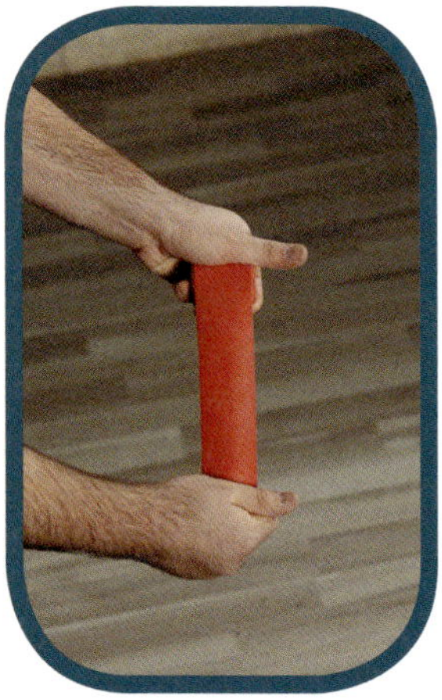

0 % Zug

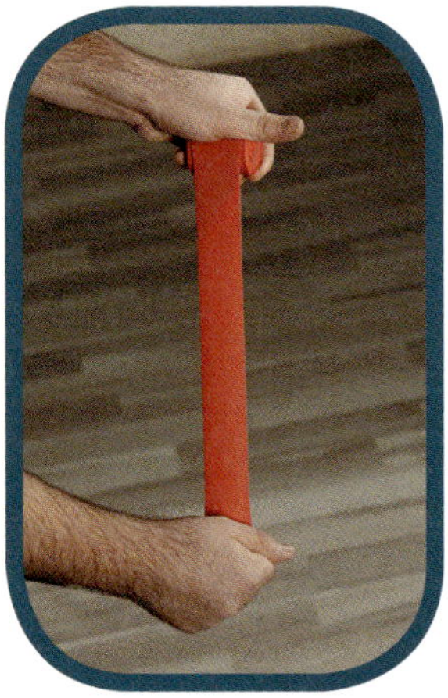

50 % Zug

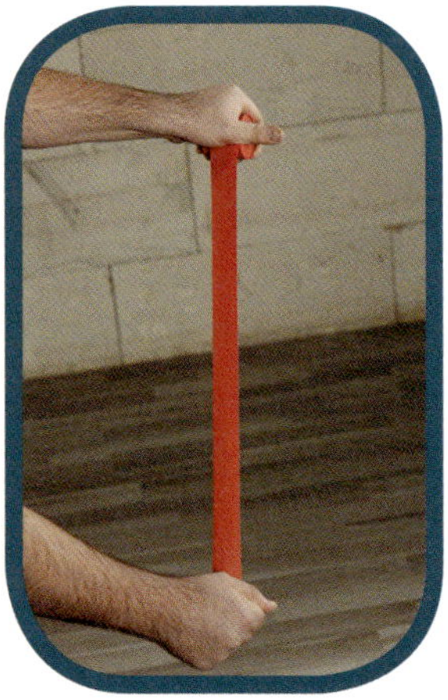

100 % Zug

DAUER DER ANLAGE

Da gerade das Flossing bei Verletzungen und Beschwerden mit sehr starken Reizen – sprich Zugkraft – arbeitet und in den zirkulären Kreislauf eingreift, sollte man die Applikation nicht länger als 2 Minuten angelegt lassen. Wenn der Patient sich unwohl fühlt oder stechender Schmerz eintritt, ist die Anlage sofort zu entfernen.

UNTERSCHIEDLICHE APPLIKATIONSTECHNIKEN

Es gibt einige Spezialtechniken für das Flossing, die vor allem für die therapeutischen Anwendungen durch Mediziner und Physiotherapeuten essenziell sind. Wer mit dem Floss-Band trainieren will, kann diese Techniken ebenfalls anwenden und variieren, um den Trainingsreiz zu steigern. Beispielsweise lässt sich bei einer Wadenanlage die Verschiebetechnik nutzen, um den Wirkungswinkel der Achillessehne zu verändern, indem man sie nach lateral oder medial zieht. Die einzelnen Techniken lassen sich auch in ein und derselben Applikation kombinieren.

VORSICHT

Einsteiger sollten sich erst einmal auf das Anlegen des Floss-Bands und die betroffene Stelle konzentrieren. Die unterschiedlichen Techniken während der Anlage sollten erst dann angewendet werden, wenn die Basics beherrscht werden.

Verschiebetechnik

Mit dieser Technik lassen sich Restriktionen des myofaszialen Gewebes sehr gut mobilisieren und letztendlich auflösen. Durch den Zug des Bandes wird die obere Hautschicht (superficiale Faszie) bereits aktiviert und lässt sich verschieben. Dabei ist die Richtung der Anlage wichtig, weil sich das Gewebe nur in die Richtung ziehen lässt, in die auch das Band läuft. In Kombination mit einer solchen Anlagetechnik sind verschiedene Faszientechniken wie Mobilisation und Manipulation oder myofasziales Training besonders geeignet – vor allem dann, wenn bereits Restriktionen, also Verklebungen im Gewebe, festgestellt worden sind. Diese selbst sind oftmals in eine Richtung fixiert.

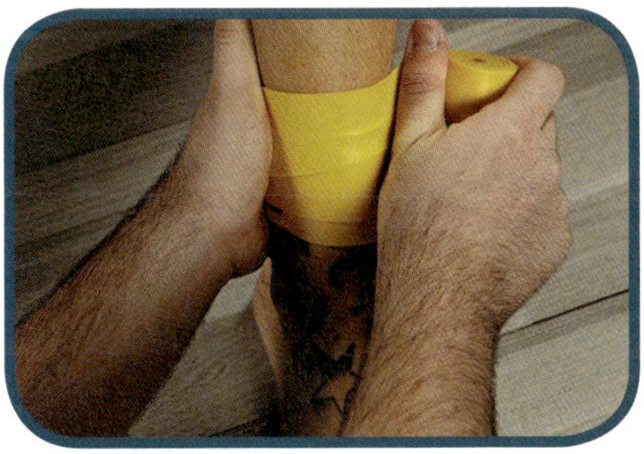

Das Band wird auf die zu verschiebende Stelle aufgelegt (in diesem Fall M. tibialis anterior).

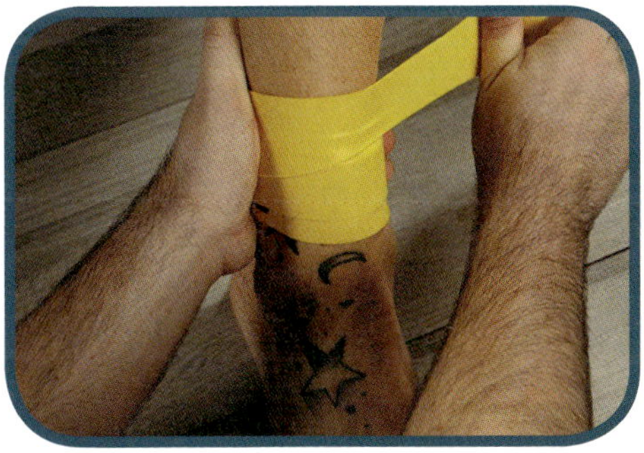

Erst jetzt wird es in die Länge gezogen. Dies führt dazu, dass die Haut und die superficiale Faszie mit nach innen verschoben werden.

Kompressionstechnik

Diese Technik empfiehlt sich eher bei regenerativen Applikationen und Muskelapplikationen. Im Gegensatz zur Verschiebetechnik wirkt hier möglichst wenig Bewegung über die Anlage selbst auf das Gewebe ein. Die Technik ist vergleichbar mit dem Foamrolling, bei dem ebenfalls mit lokaler Kompression gearbeitet wird. Bei der Kompressionstechnik mit dem Floss-Band bringt der Therapeut das Band erst auf Zug und wickelt es dann bei gehaltenem Zug über der betreffenden Stelle ab. Erst durch körperliche Aktivität der geflossten Stelle wird das Gewebe dann verschoben.

Um durch den Zug des Bandes nicht andere Strukturen unter Kompression zu bringen, sollte man das Floss-Band zunächst manuell auf der Haut fixieren und erst dann mit der Zugphase beginnen.

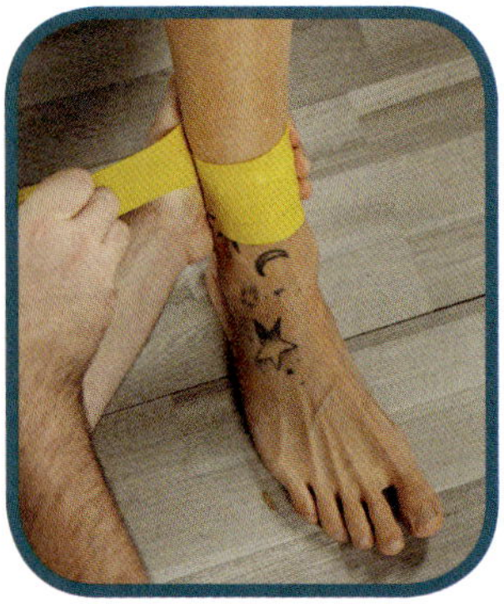

In diesem Beispiel wird die Wade manuell fixiert, um sie nicht unter zusätzliche Kompression zu setzen.

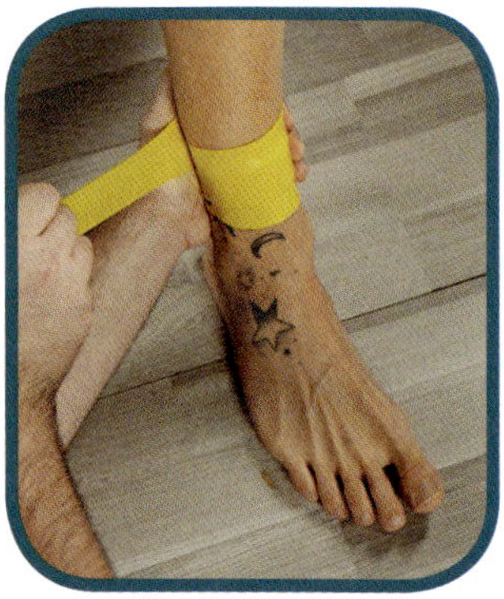

Das Band wird auf hohen Zug gebracht, bevor es auf der zu komprimierenden Stelle (hier M. tibialis anterior) abgerollt wird.

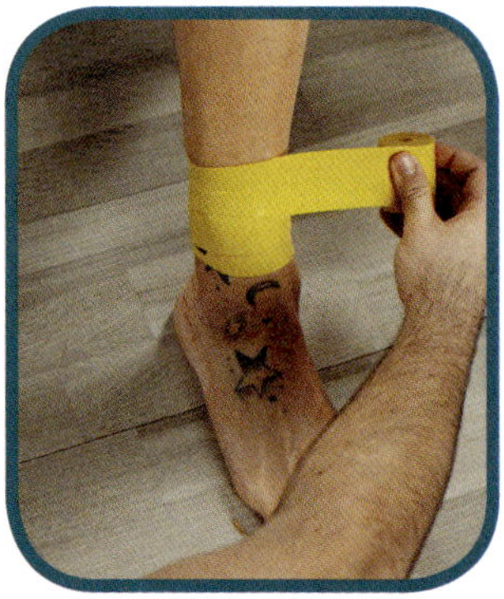

Das Band wird nun unter Zug auf die zu komprimierende Stelle aufgelegt. Beim Übergeben der Rolle in die andere Hand ist es enorm wichtig, den Zug nicht zu verlieren.

Rebound-Technik

Mit dieser Technik lässt sich tieferes Narbengewebe geschmeidiger machen und die dadurch vorhandenen Restriktionen beseitigen. So kann man beispielsweise eine wegen eines Knorpelschadens beeinträchtigte Kniescheibe von Druck befreien und wieder beweglicher machen.

Der Vorgang gleicht dem der Kompressionstechnik bis zu dem Punkt, an dem man das Band auf die Hautoberfläche presst. Danach löst man etwas die Spannung des Bandes und nutzt dessen Kohäsionsfähigkeit (Klebekraft), sodass die Haut darunter ein Stückchen in die andere Richtung gezogen wird. Folge: Die Haut bildet kleine Falten und hebt sich leicht ab.

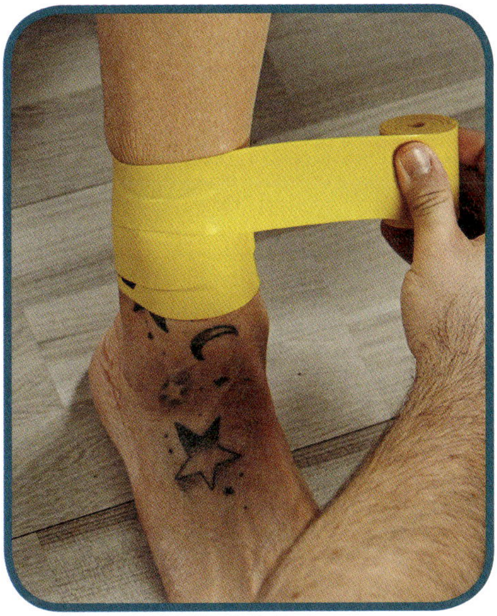
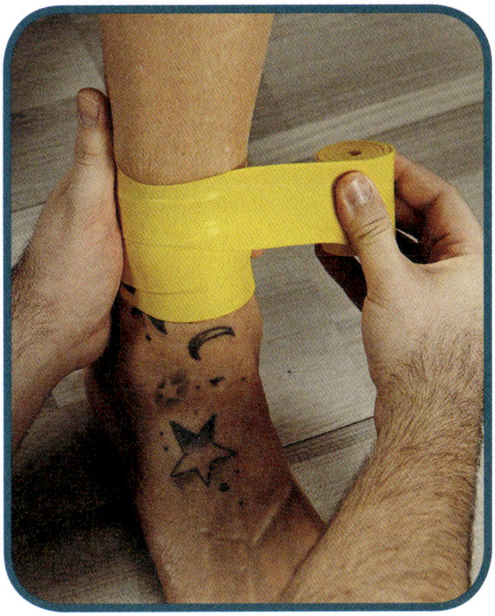

Nach dem Anlegen des Bandes unter Zug auf die entsprechende Stelle wird der Zug des Bandes wieder etwas gelöst. Damit soll erreicht werden, dass sich die Haut zusammenzieht.

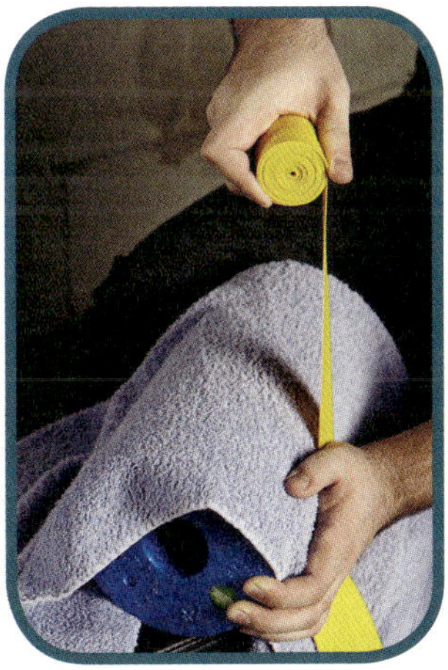
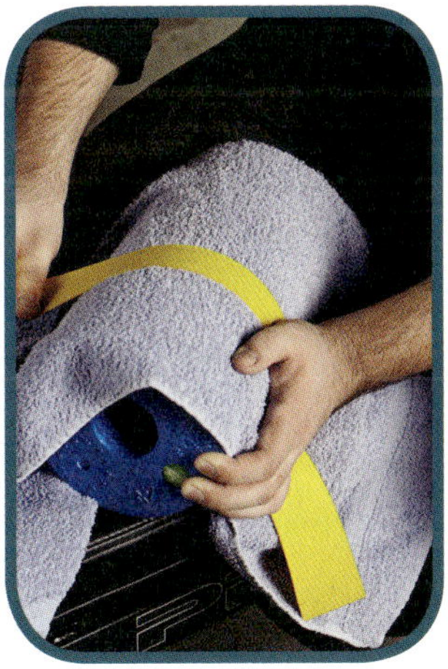
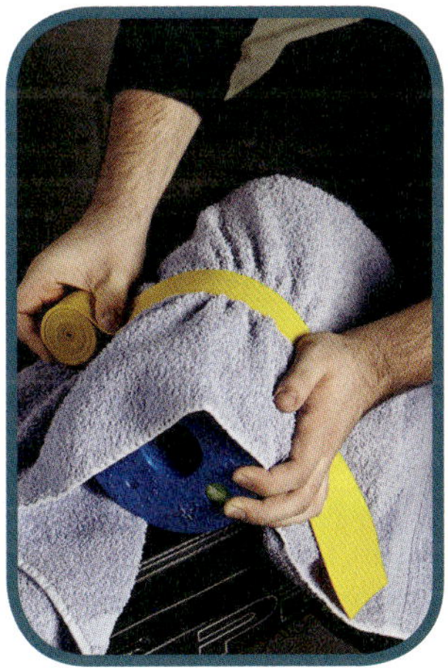

Die Bilder mit dem Handtuch verdeutlichen, wie sich die Haut bei der Rebound-Technik zusammenzieht. Beim echten Flossing ist es kein Handtuch, sondern die Haut und die superficiale Faszie, die sich zusammenziehen.

Ein gutes Verhältnis zum Patienten

Da Flossing in Physiotherapie und Training ein sehr neues Tool ist, gibt es Patienten und Sportler, die dem Ganzen noch kritisch gegenüberstehen. Mit folgenden Tipps können Physiotherapeuten und Trainer ihre Kunden aufklären.

Der Patient bzw. Klient, der zum Therapeuten oder Coach kommt, weiß in der Regel nichts über Flossing. Und wenn er schon einmal etwas darüber gehört hat, hat er nur das Abbinden in Kombination mit dem Blutstau vor Augen. Wichtig ist es daher, ihm seine Angst zu nehmen. Therapeuten oder Trainer sollten viel Zeit darauf verwenden, den Patienten bzw. Klienten aufzuklären und ihm die Wirkweise und Technik des Flossings zu erklären.

Um hierfür gut gerüstet zu sein, empfiehlt es sich, ein Ziel zu definieren und vorab festzulegen, auf welche Bereiche das Flossing Wirkung erzielen soll. Das sollte sich der Therapeut vor der Behandlung anhand der Patientenakte bzw. der Schilderungen des Patienten überlegen. »Holen Sie Patienten ab« – dieses Motto gilt wohl für jede Form der manuellen Therapie. Beim Flossing ist es besonders wichtig, da der Patient nur wenig über diese neue Form der Behandlung weiß.

Vorher	**Währenddessen**	**Hinterher**
das Problem aufzeigen und verdeutlichen	in einfachen Worten erklären, was wie gemacht wird und welche Erfolge damit schon erzielt wurden	die Veränderung aufzeigen

Bevor der Patient das allererste Mal geflosst wird, sollte der Therapeut die Applikation an sich selbst einmal vorführen und den Patienten die Anlage auch fühlen lassen. Hier kann man als Therapeut auch schon mit Fingerfertigkeit beim Auf- und Abrollen des Bandes punkten und dadurch Ruhe und Professionalität ausstrahlen.

Während der Therapeut das Band anlegt, sollte er sich immer wieder in ruhigen Sätzen nach dem Wohlbefinden des Patienten erkundigen und so versuchen, einen Dialog aufzubauen, um das nötige Vertrauen zu schaffen. Wer mit sehr ängstlichen Patienten zu tun hat, arbeitet zu Beginn mit weniger Zug und legt die Anlage schnell an und wieder ab.

Um diese Interaktion mit dem Patienten beziehungsweise Sportler aufzubauen, sollte immer positiv formuliert werden. Martialisch klingende Begriffe wie Abbinden oder Blutstau müssen erst gar nicht Erwähnung finden. Sprechen Sie stattdessen lieber von

Kompression; das kennt der Patient und verbindet damit nichts Negatives.

Das während der Anlage entstehende Ziehen bzw. Brennen sowie andere sensible Reaktionen wie Kribbeln und Taubheit sind allesamt temporär. Der Therapeut sollte diese dem Patienten gegenüber als positives Zeichen deuten, denn sie beweisen ja gerade, dass durch das Flossing der Reiz gesetzt wurde, der für eine Heilung erforderlich ist.

Nach der Anwendung sollte der Therapeut den Patienten darüber informieren, dass sowohl Quaddeln als auch Hämatome in Folge der Behandlung auftreten können. Allerdings sind auch diese nur temporär, wobei die blauen Flecken durchaus einige Tage sichtbar sein können.

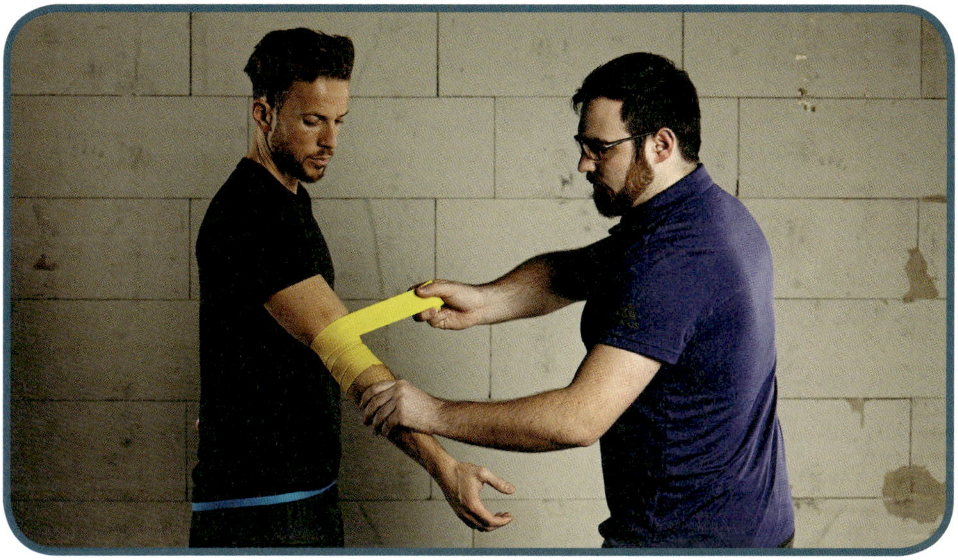

Durch gutes Handling und souveräne Erklärungen bildet ein Therapeut bei seinen Patienten Vertrauen.

Red Flags: Kontraindikationen und Nebenwirkungen

Eine Therapie bzw. ein Training mit dem Floss-Band sollte bei einigen Beschwerden entweder ganz vermieden oder nur in Rücksprache mit dem behandelnden Arzt aufgenommen werden.
Prinzipiell gibt es fünf harte Kontraindikationen, welche die Anwendung des Floss-Bandes grundsätzlich ausschließen:

1. Offene Wunden
2. Hauterkrankungen und -krankheiten
3. Frakturen
4. Arterielle Verschlusskrankheiten bei Herzinsuffizienzen (z. B. Thrombosen)
5. Bakterielle Entzündungen

Bei weichen Kontraindikationen muss individuell entschieden werden, ob eine Flossing-Anwendung erfolgen kann bzw. darf. Zu den weichen Kontraindikationen zählen zum Beispiel:

- Osteoporose
- Bandscheibenschäden
- Einnahme von gerinnungshemmenden (»blutverdünnenden«) Medikamenten
- Fibromyalgie
- Erkrankungen des rheumatischen Formenkreises
- Gelenkersatz
- Tumorerkrankungen
- Schwangerschaft

Sollte eine oder mehrere dieser weichen Kontraindikationen auf den Patienten zutreffen, muss bitte zunächst unbedingt Rücksprache mit dem behandelnden Arzt oder Therapeuten gehalten werden.

Exkurs: Einsatz des Flossings in der Fußball-Bundesliga

Im Profisport kommt es bei therapeutischen Behandlungen häufig auf jede Minute an. Grundsätzlich ist der Therapeut hier in der Zwickmühle, denn die Athleten sollen schnellstmöglich wieder aufs Spielfeld – und dabei natürlich auch komplett fit sein. Schmerzfreiheit ist nicht immer auch mit einer hundertprozentigen Belastungsfähigkeit gleichzusetzen, und es ist dringend erforderlich, dem Athleten, aber auch den Trainern und Funktionären diese Tatsache zu vermitteln.

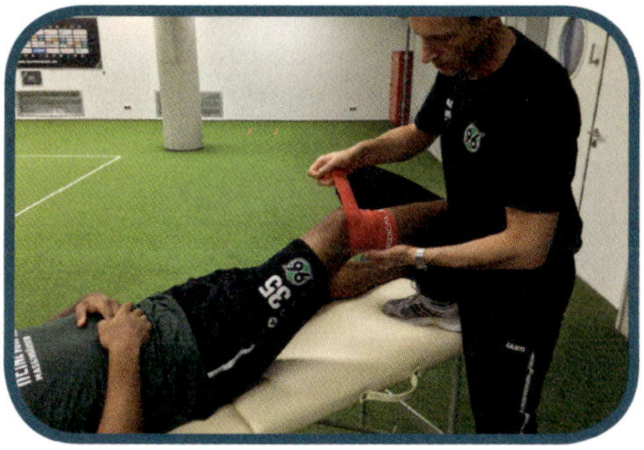

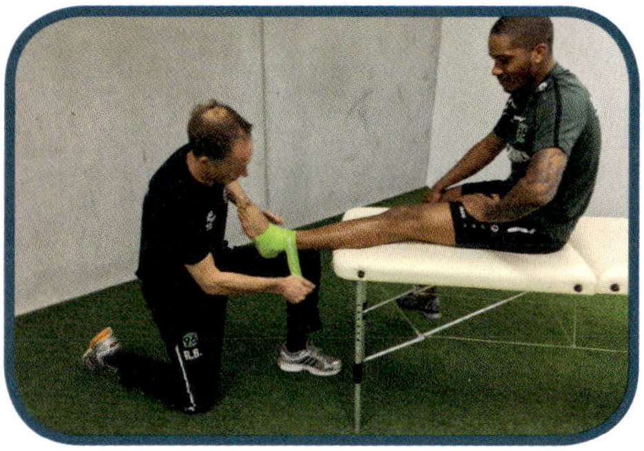

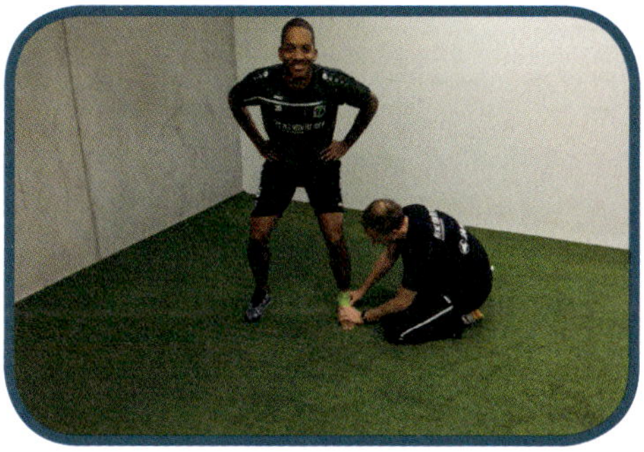

Erst wenn alle Stadien der Rehabilitation unter Berücksichtigung der Wundheilung erfolgreich durchlaufen sind, kann der Sportler gefahrlos am Wettkampftraining teilnehmen.

Der Einsatz von Medikamenten zur Schmerzlinderung oder zur Entzündungshemmung sollte sehr gut bedacht werden, weil hier autonome Schutzprozesse des Organismus vermindert oder gar außer Kraft gesetzt werden. Das kann zur Folge haben, dass Sportler den subjektiven Eindruck von (durch Medikamente hervorgerufener) Schmerzfreiheit mit einer vollen Belastungsfähigkeit gleichsetzen – obwohl diese noch längst nicht erreicht ist – und unter Umständen ihren Körper über das derzeit zulässige Maß hinaus beanspruchen. So kommt es, wie gerade in der Bundesliga häufig zu sehen, zu einer erneuten Verletzung der noch nicht ausgeheilten Struktur.

Mit dem Medical Flossing haben wir jetzt ein mächtiges Tool, das sich sowohl in der Sofortversorgung als auch in allen folgenden Phasen der Rehabilitation sehr effektiv in die bekannten Therapiemethoden integrieren lässt.

Direkt nach dem Unfall bzw. der Verletzung wenden wir das Medical Flossing, kombiniert mit Kälteanwendungen zur Kompressionsbehandlung, mehrmals hintereinander an.

Im gesamten Heilungsverlauf hat sich das Flossing zur natürlichen Schmerzreduktion, Spannungsregulation und Verbesserung der Beweglichkeit verletzter Strukturen bewährt, ohne dabei dem Organismus – wie beispielsweise durch medikamentösen Einfluss – vorzugaukeln, belastbar zu sein.

Es müssen auch nicht immer die schweren Verletzungen sein! Häufig sind es nur leichte Schmerzen oder Missempfindungen ohne strukturelle Schäden, die einen Einsatz am Spieltag verhindern. Hier bietet das Flossing eine gute und schnelle Möglichkeit, funktionelle Defizite in den Gewebeschichten »auszubügeln« und Körpersäfte wieder zum Fließen zu bringen.

Flossing kann nicht alles, aber es ist ein enorm effektives und nebenwirkungsfreies Werkzeug mehr in der Toolbox der Therapien!

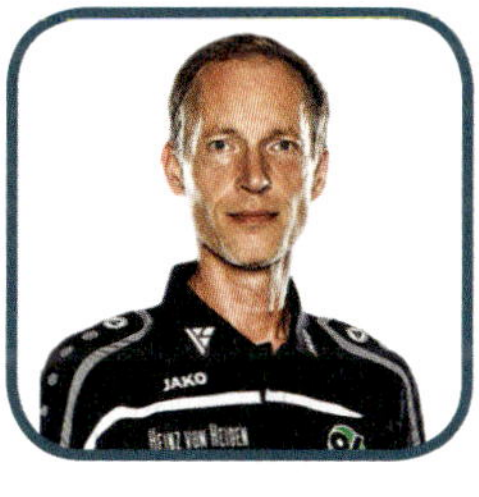

Ralf Blume

Physiotherapeut,
Heilpraktiker [PT],
Chef-Physiotherapeut
Hannover 96

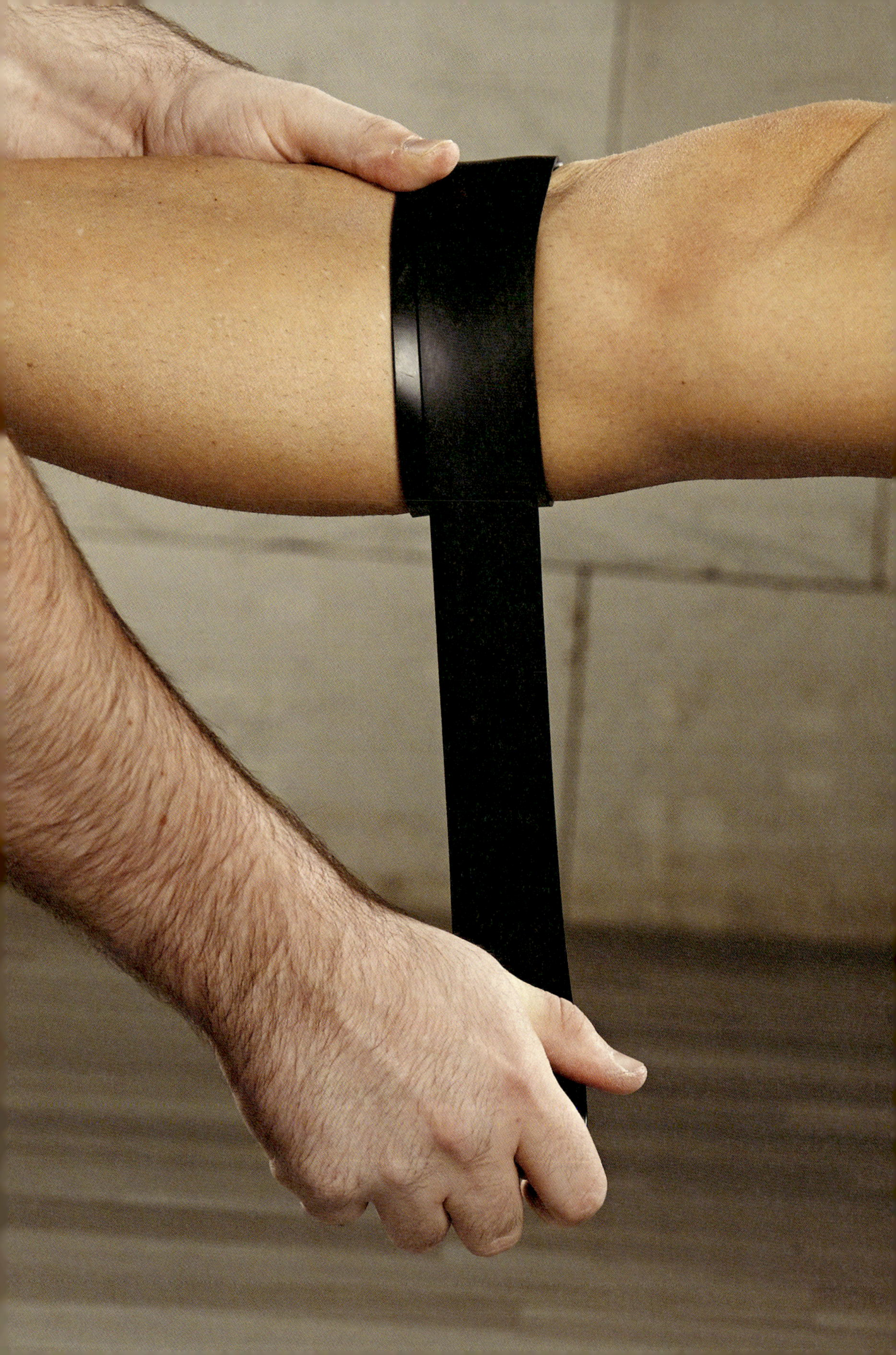

II.

Therapie und Schmerzbekämpfung

Schmerzen beeinflussen die Leistungsfähigkeit und das Wohlbefinden. Doch ein Großteil der Schmerzen an den Muskeln, Faszien und Gelenken resultiert aus sogenannten funktionellen Störungen – und ist daher heilbar. Mit einer cleveren Therapie per Flossing-Applikationen und den geeigneten Übungen lässt sich wieder das volle Potenzial des Körpers ausschöpfen.

Gelenkapplikationen

Wenn Gelenke in Mitleidenschaft gezogen werden, weil sie blockiert oder verkantet sind, gerät die Körperstatik vollkommen aus dem Lot. Denn in Verbindung mit den Bändern ermöglichen die Gelenke es überhaupt erst, dass der Mensch bestimmte Positionen und Haltungen einnimmt. Bei einer Schieflage dieses filigranen Systems können Flossing-Applikationen gepaart mit speziellen Übungen helfen, alles wieder in geregelte Bahnen zu lenken.

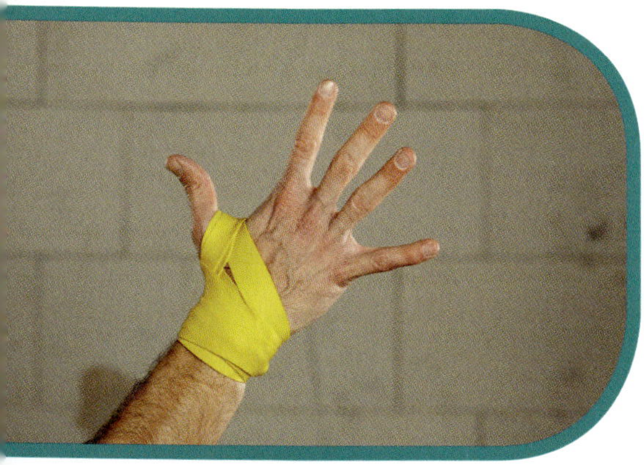

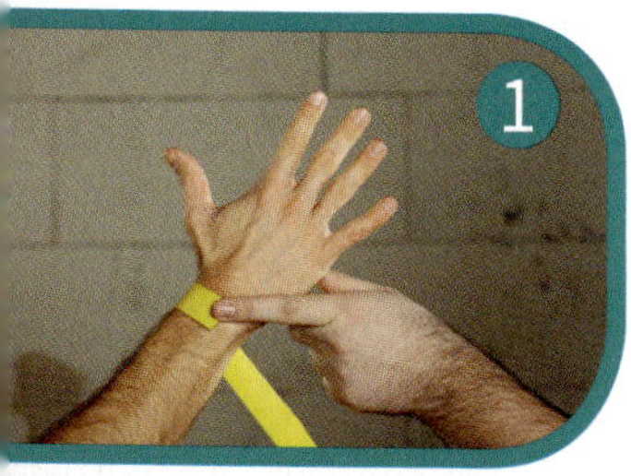

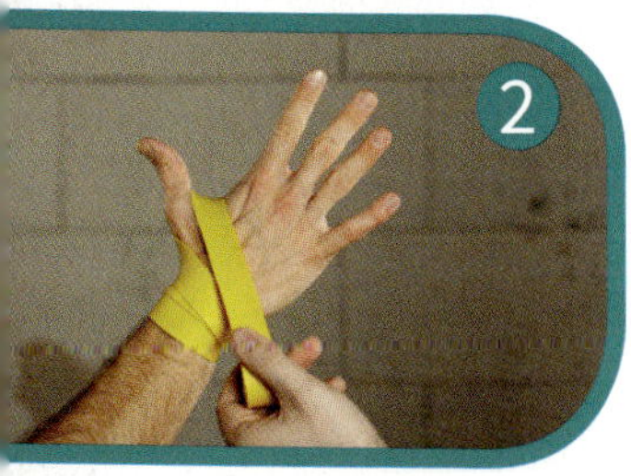

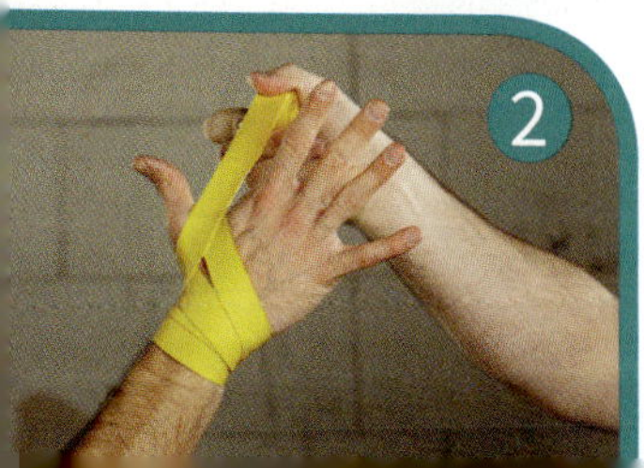

Daumensattelgelenk

1. Basis oberhalb bzw. direkt über das Handgelenk legen.

2. Den Daumen im 90-Grad-Winkel zur Handfläche abspreizen. Das Band in Achtertouren abwechselnd um Handgelenk und Daumen wickeln und dies mehrmals wiederholen.

Zugstärke
50 bis 80 Prozent

Tipp — **Entweder ein schmales Band oder ein nur einen Meter langes Band verwenden.**

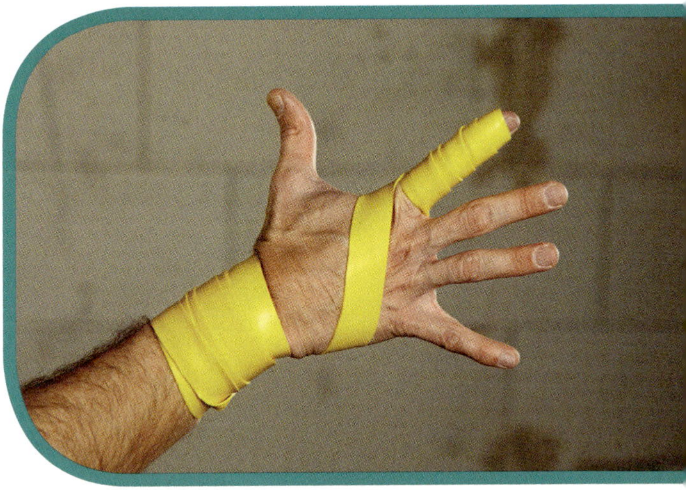

Finger

1. Basis unbedingt distal (körperfern) – also an der Fingerbeere – legen.
2. Von dort das Band halb überlappend unter Zug bis zum jeweiligen Grundgelenk wickeln.
3. Alternativ die Mittelhand miteinbinden oder einen weiteren Finger dazunehmen.

Zugstärke
50 bis 80 Prozent

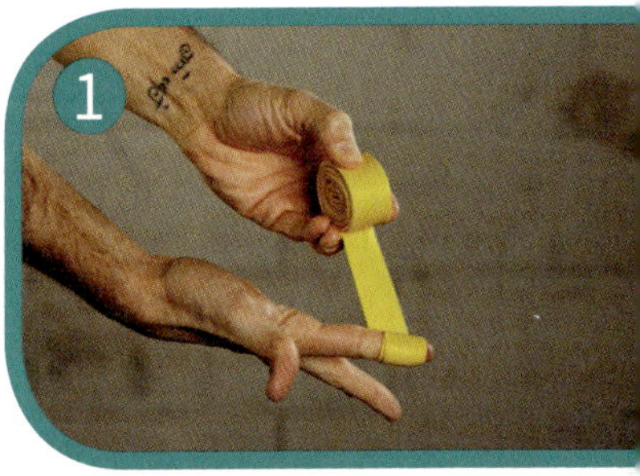

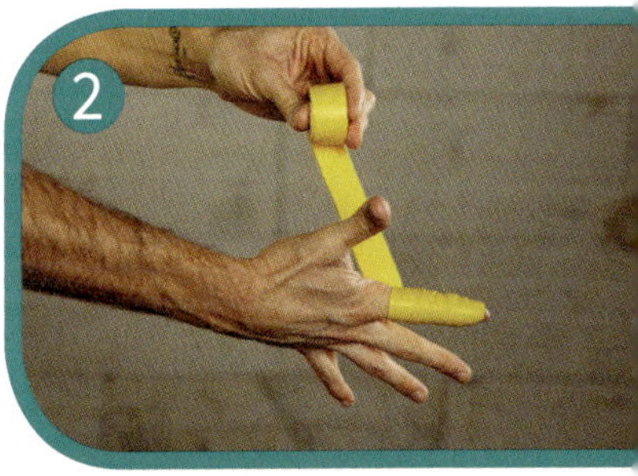

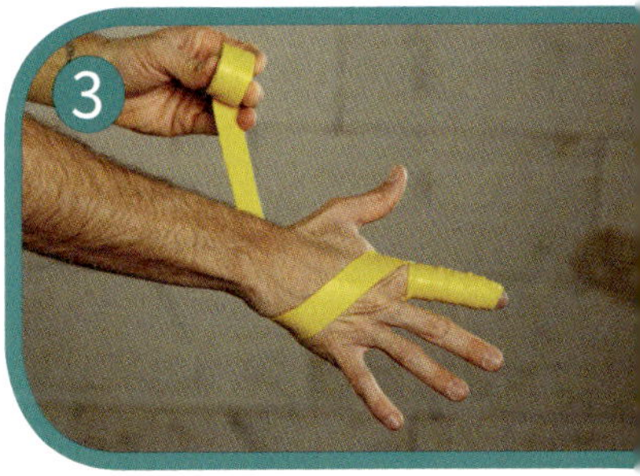

Tipp

Es ist empfehlenswert, einen Finger nach dem anderen zu flossen und dafür ein schmales und kurzes Band zu verwenden.

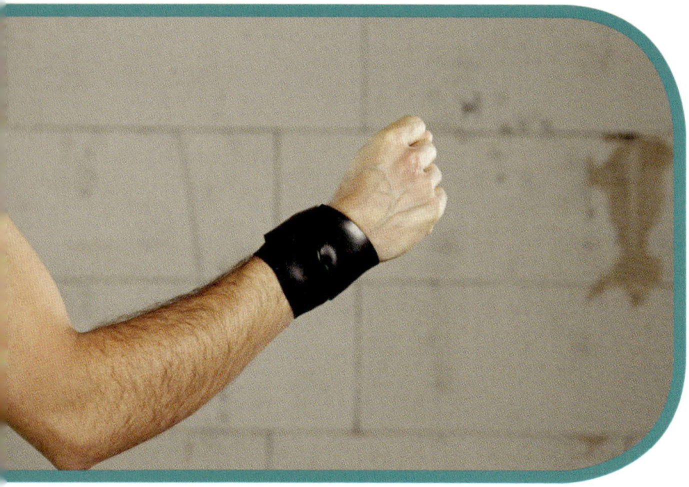

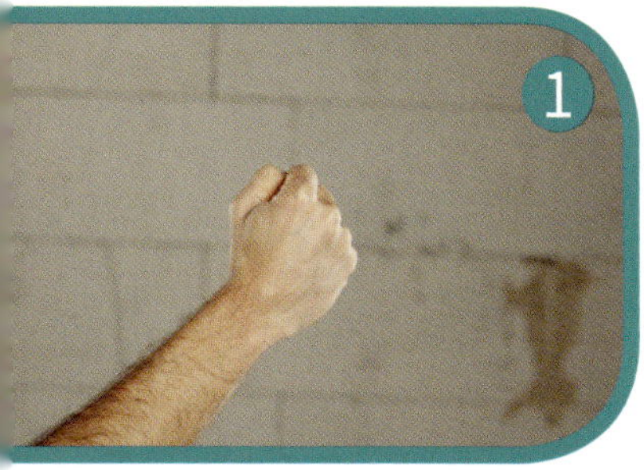

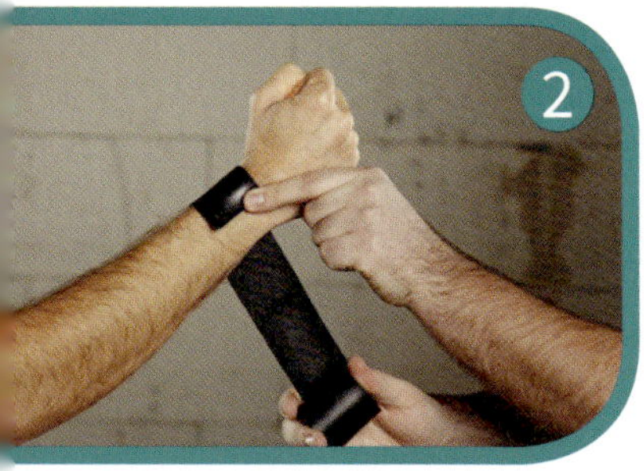

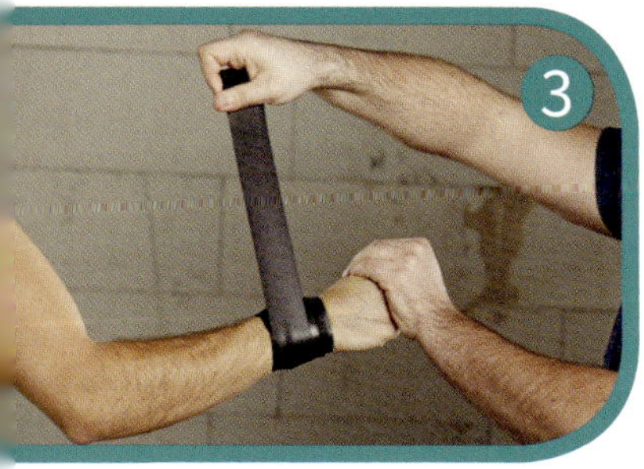

Handgelenk

1. Den Patienten eine Faust machen lassen. Dies verhindert eine zu starke Kompression des Handgelenks.
2. Basis am Handgelenk legen.
3. Band mit hohem Zug nur über das Handgelenk abwickeln.

Zugstärke
70 bis 80 Prozent

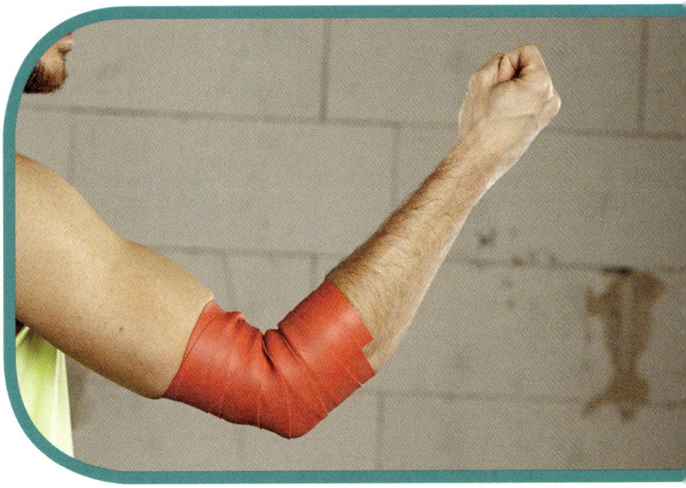

Ellenbogengelenk

1. Da der Ellenbogen aus mehreren Gelenkpartnern besteht, kann das Band in verschiedenen Beuge- oder Streckstellungen angelegt werden – je nach Therapieziel. So lässt sich mit einer Anlage in Streckung eine Bewegung in Streckung vereinfachen und eine Bewegung in Beugung erschweren und umgekehrt. Basis eine Handbreit unterhalb des Ellenbogens legen.

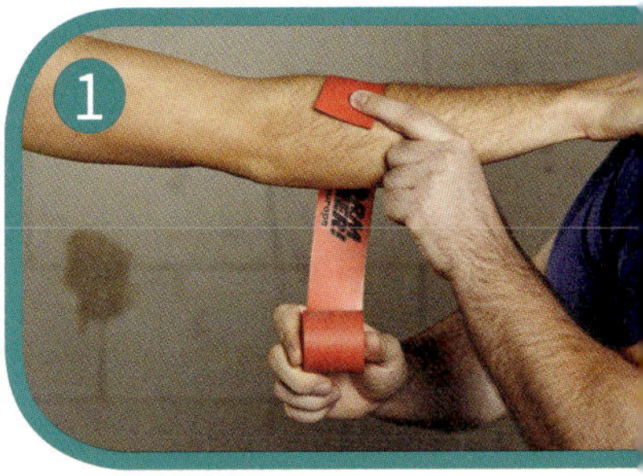

2. Den Ellenbogen komplett mit der Anlage einbinden. Das Band mit Zug zirkulär anlegen, um das gesamte Gelenk zu komprimieren.

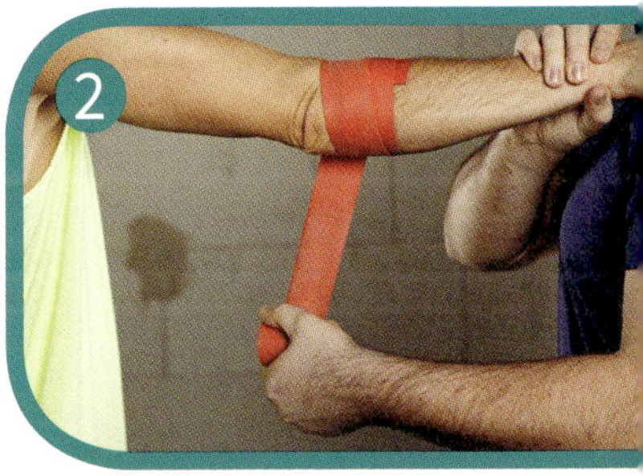

3. Die Anlage mindestens eine Handbreit oberhalb des Ellenbogens enden lassen; es ist aber auch möglich, den gesamten Oberarm mitzuflossen, wenn dessen Muskulatur miteinbezogen werden soll. Dies kann beispielsweise bei Restriktionen in diesem Bereich der Fall sein.

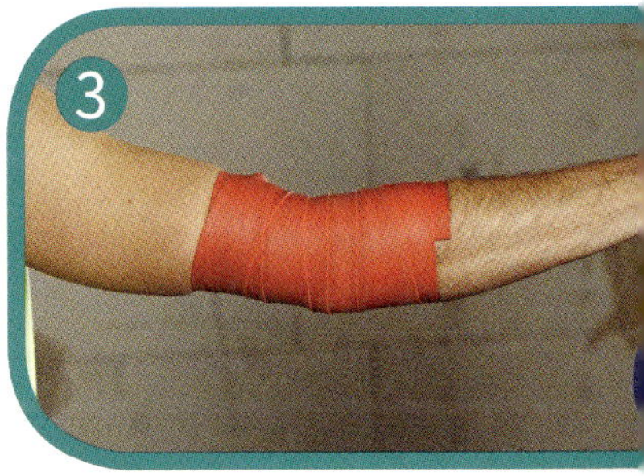

Zugstärke
50 bis 70 Prozent

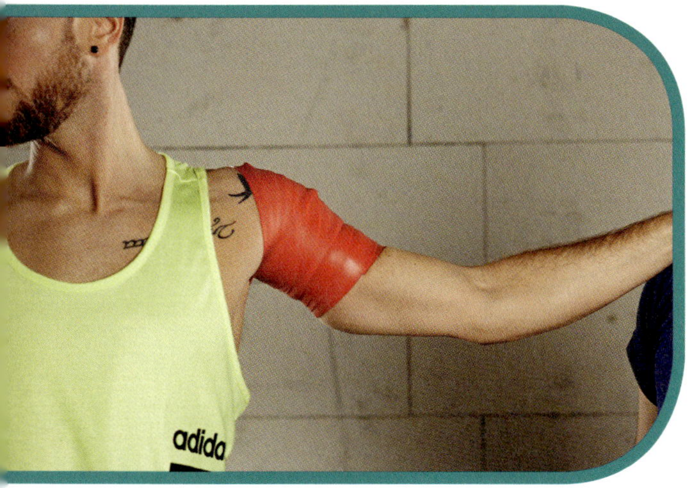

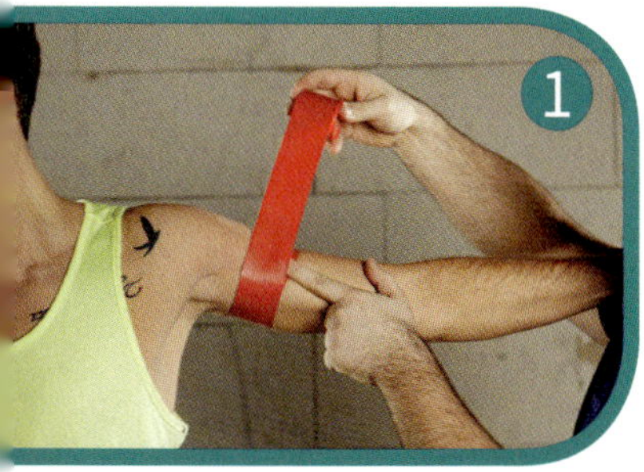

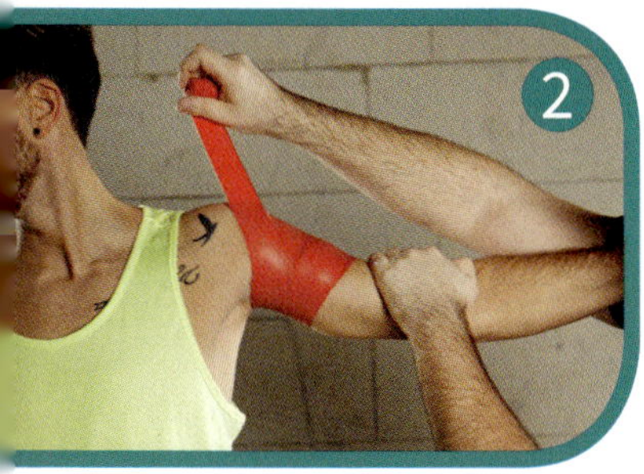

Schultergelenk

1. Das Schultergelenk ist am einfachsten in 90-Grad-Abduktion (abgespreizt) zu flossen. Die Basis dabei weniger als eine Handbreit unterhalb der Schulter legen.

2. Nun die Anlage fächerförmig mit Zug weiterführen, sodass sie immer wieder in der Achselhöhle, aber auf der Schulter weiter Richtung Hals und letztendlich über das Schulterdach angelegt wird.

3. Das Band am Ende keinesfalls in der Achselhöhle befestigen. Stattdessen das Band in den Basiszug (Schritt 1) einklemmen.

Zugstärke
50 bis 80 Prozent

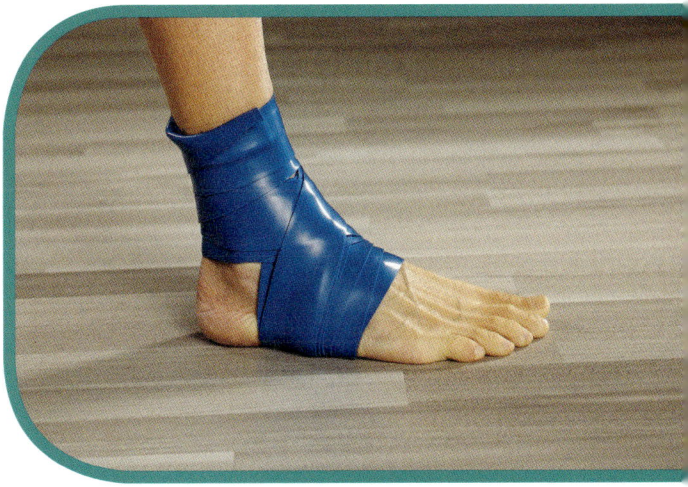

Sprunggelenk

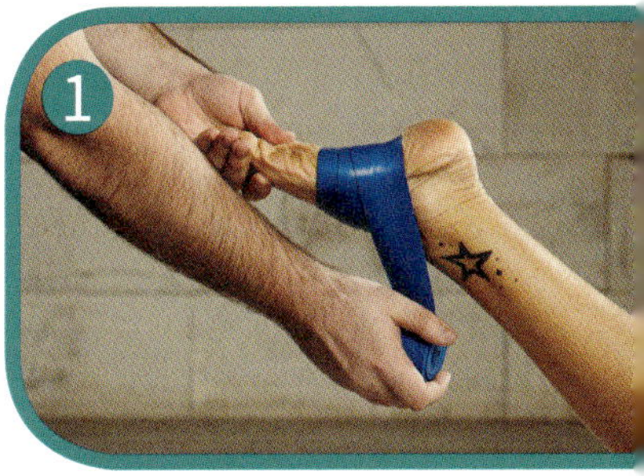

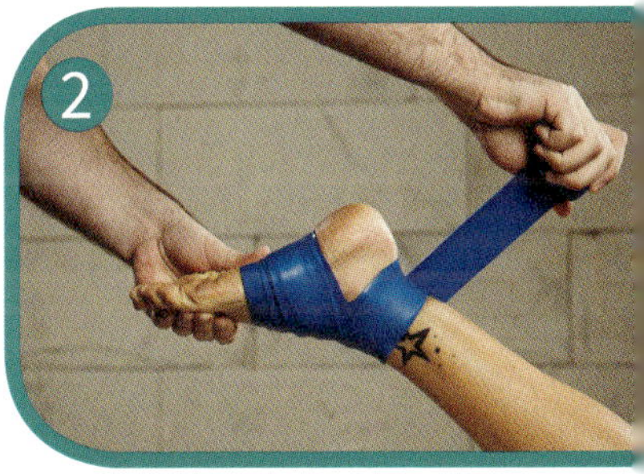

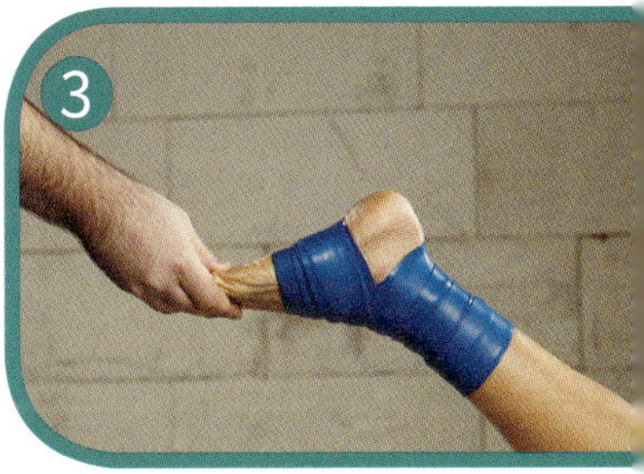

1. Für die Basis das Floss-Band einmal komplett zirkulär mit Zug um den Mittelfuß wickeln. Hierbei sollte der Fuß in Plantarflexion (Streckung) vorpositioniert sein.

2. Nun mit Achtertouren fortfahren. Dafür abwechselnd einmal über die Achillessehne und einmal über die Fußsohle abwickeln, dort darf der Zug erhöht werden.

3. Dies weiter durchführen, bis die Ferse vollständig miteingebunden ist oder, falls man die Ferse frei haben möchte, bis zum Unterschenkel weiterführen.

Zugstärke
Basis 30 Prozent, Fußsohle bis 80 Prozent

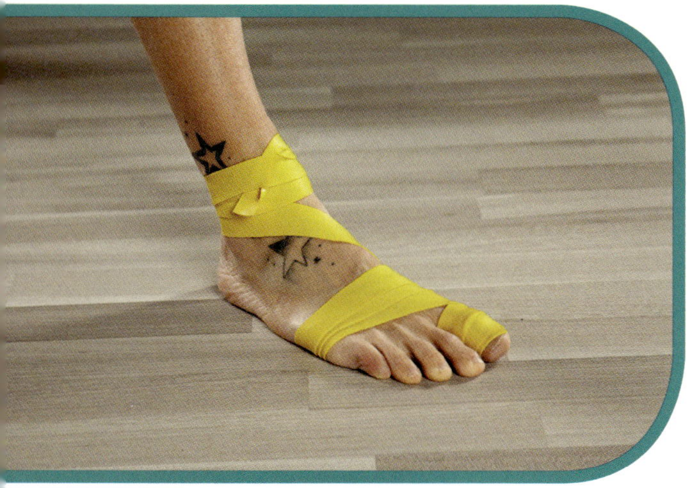

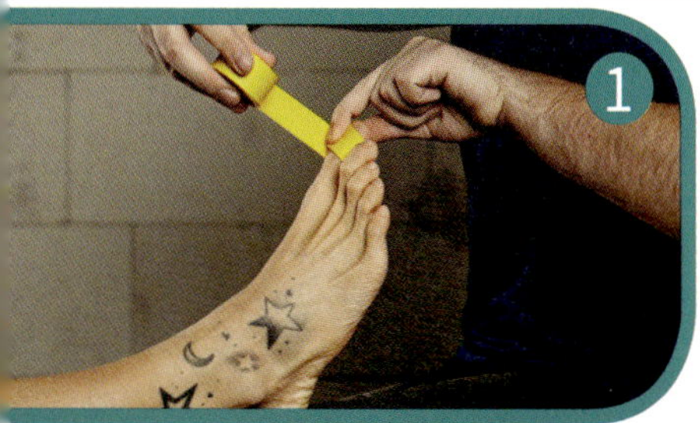

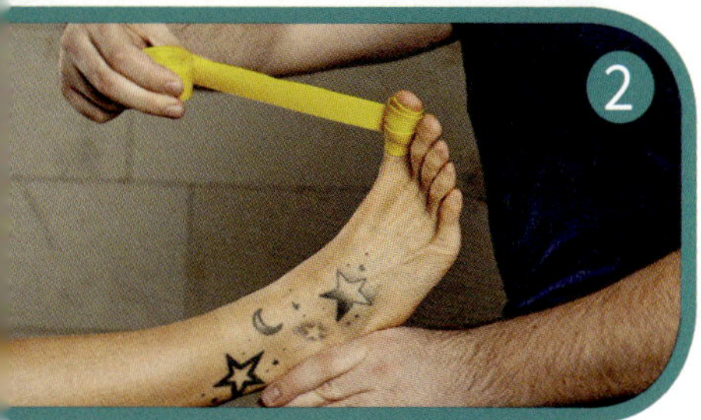

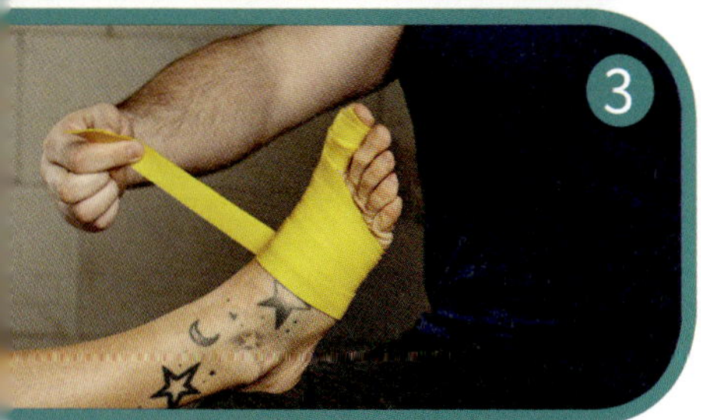

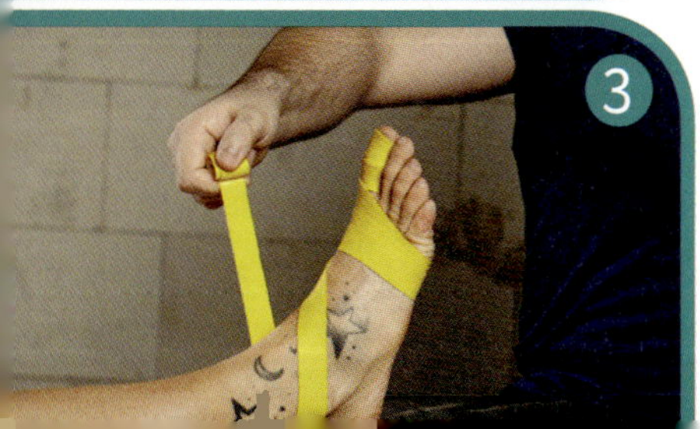

Zehe (Großzehe)

1. Zehen und Bein sollten entspannt vorpositioniert sein. Im gezeigten Beispiel liegt der Fokus auf der Außenrotation der Großzehe. Dafür muss das Band in Richtung Außenrotation angelegt werden (es ist auch der umgekehrte Fall denkbar).

2. Das Band 1- bis 3-mal, abhängig von der Größe der Zehe, mit Zug um die Großzehe wickeln. Da die Zehe nicht so voluminös ist, genügt eine geringere Zugkraft aus, um denselben Effekt zu erzielen wie beispielsweise beim Oberschenkel-Flossing mit 80 Prozent.

3. Das restliche Band nun wahlweise um den Vorfuß oder gar bis zum Sprunggelenk wickeln.

Zugstärke
50 Prozent

Tipp **Das Fußgewölbe nicht übermäßig komprimieren.**

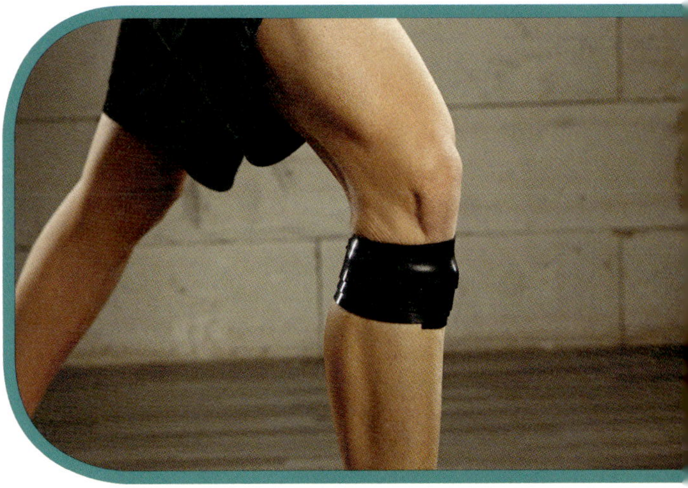

Kniegelenk – infrapatellare Applikation

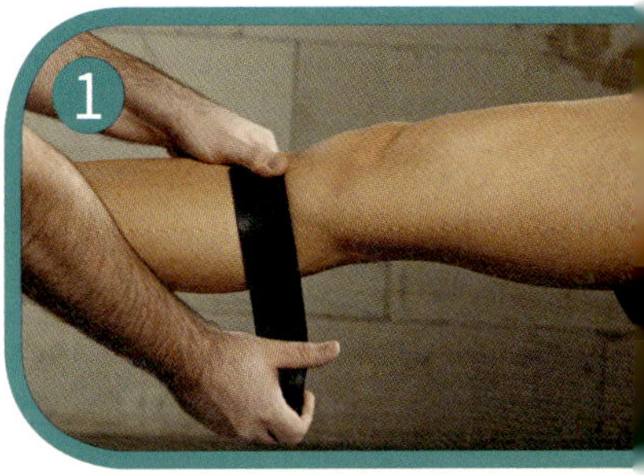

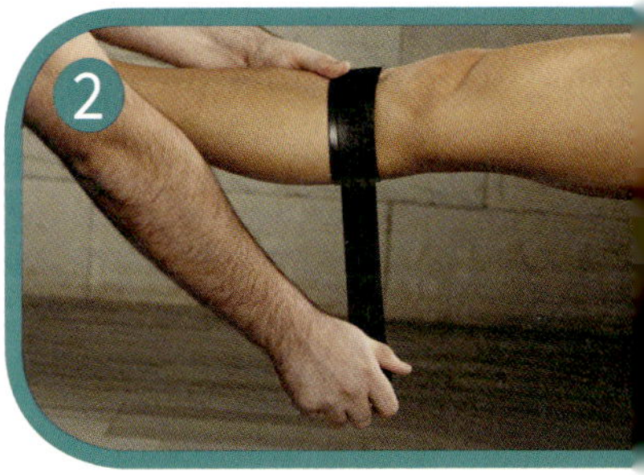

1. Das Band nur unterhalb der Kniescheibe abwickeln. Das Knie ist dabei gestreckt oder ganz leicht gebeugt.

2. Die Richtung ist entscheidend – siehe Tipp. Im Beispiel wird das Band in Richtung Innenrotation gezogen. Den Zug medial (also im inneren Bereich des Beines) auf bis zu 80 Prozent erhöhen. An der äußeren Seite (lateral) nur mit 50 Prozent applizieren. Je nach Applikationstechniken können Zugqualitäten natürlich variieren.

Zugstärke
80 Prozent medial, 50 Prozent lateral

Diese Applikation ist in Rückenlage oder im Stand möglich.

Tipp

Durch diese Anlage ist eine Beeinflussung der Beinachse – beispielsweise in den Gangphasen – möglich. So lässt sich durch Zug nach medial (wie im Beispiel) die Beinachse eher in Innenrotation bringen.

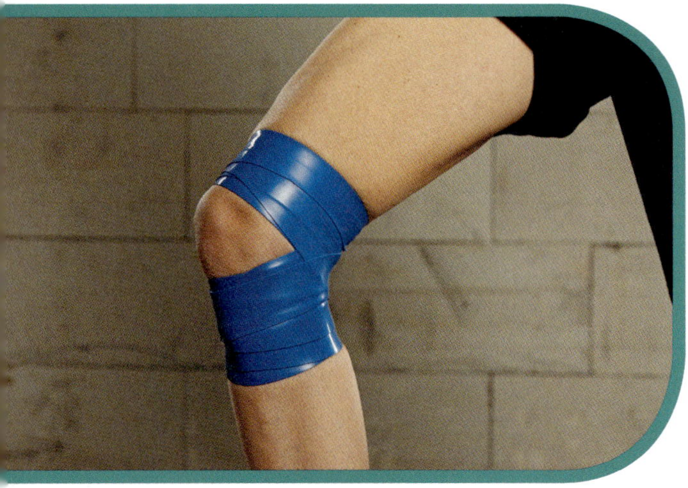

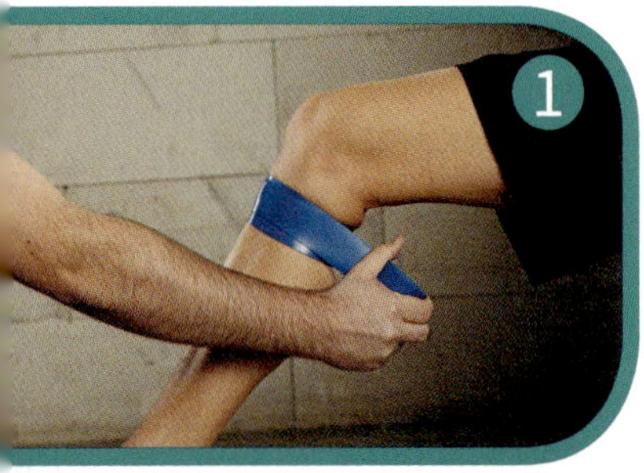

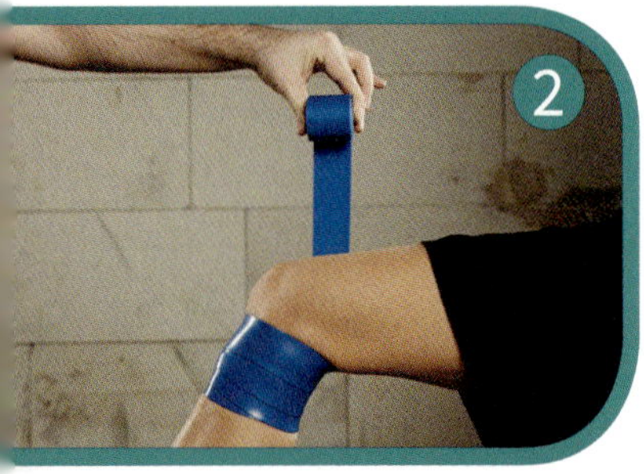

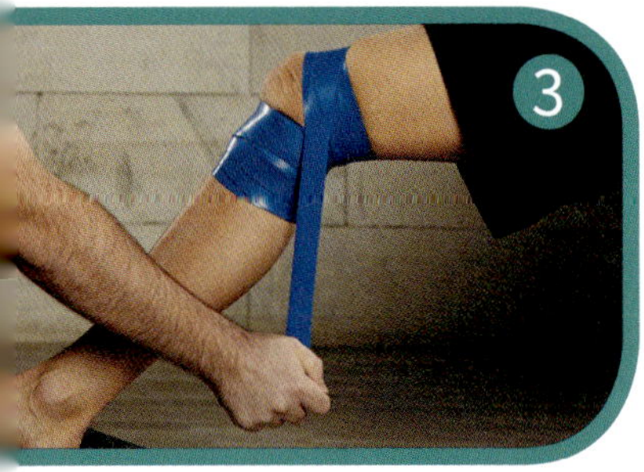

Kniegelenk – parapatellare Applikation

1. Das Band wie bei der infrapatellaren Applikation unterhalb der Kniescheibe anlegen. Das Knie ist dabei gestreckt oder ganz leicht gebeugt.

2. Den weiteren Zugverlauf so wählen, dass die Kniescheibe nicht in die Anlage eingebunden wird. Dazu das Band über die Kniekehle schräg nach oben führen und oberhalb der Kniescheibe weiterwickeln. Es ist auch möglich, ein bis zwei Züge abwärts schräg über die Kniekehle zu wickeln, damit das gesamte Kniegelenk rückseitig ohne die Kniescheibe eingebunden werden kann.

3. Den Zug medial (also im inneren Bereich des Beines) auf bis zu 80 Prozent erhöhen. An der äußeren Seite (lateral) nur mit 50 Prozent applizieren. Je nach Applikationstechniken können Zugqualitäten natürlich variieren.

Zugstärke
80 Prozent medial, 50 Prozent lateral

Diese Applikation ist in Rückenlage oder im Stand möglich.

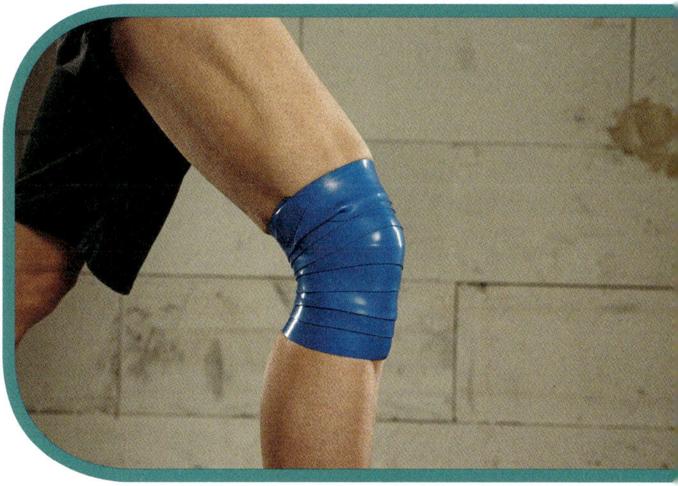

Knie all-in

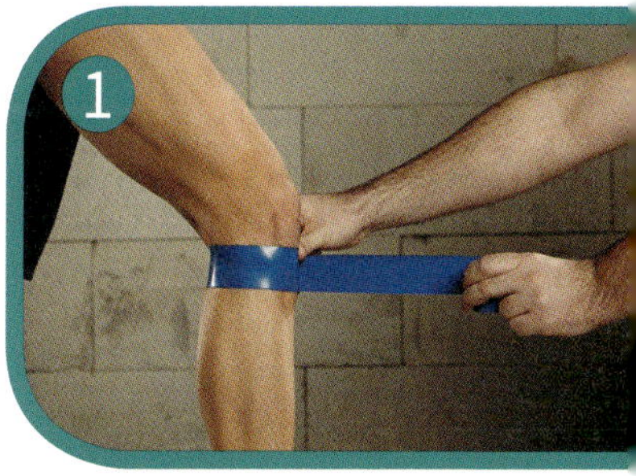

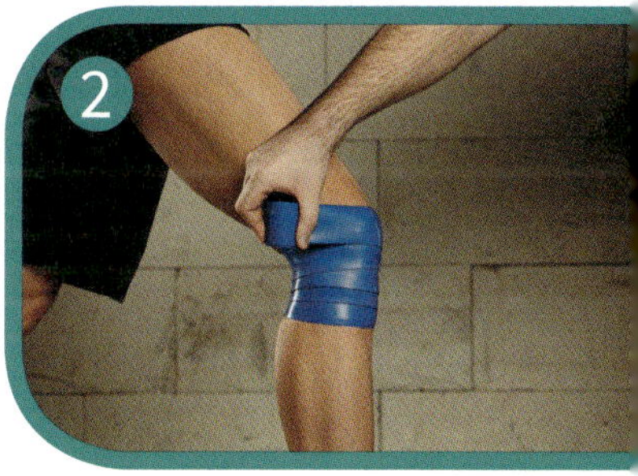

1. Das Band wie bei der infrapatellaren Applikation unterhalb der Kniescheibe anlegen; die Kniescheibe wird dieses Mal miteingebunden. Das Knie ist dabei gestreckt oder ganz leicht gebeugt.

2. Band mit Zug zirkulär bis über das Kniegelenk anlegen. Die Kniescheibe ggf. mit etwas weniger Zug/Kompression versehen. Richtung auch hier beachten. Es ist denkbar, die Kniescheibe selbst mit dem Band etwas mehr nach lateral (außen) oder medial (innen) zu ziehen.

Zugstärke
50 bis 70 Prozent

Diese Applikation ist in Rückenlage oder im Stand möglich.

WICHTIG: Das Band mindestens halb überlappend anlegen, damit ein großer Bewegungsspielraum möglich ist.

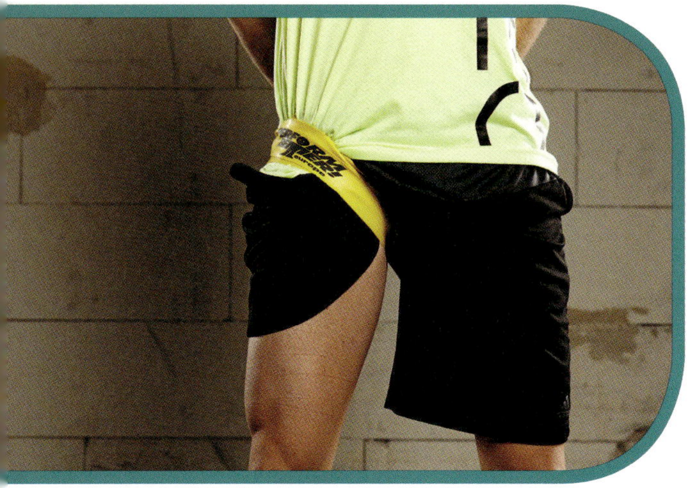

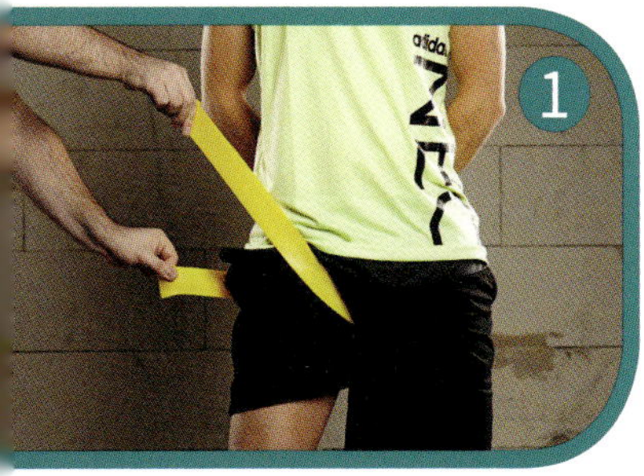

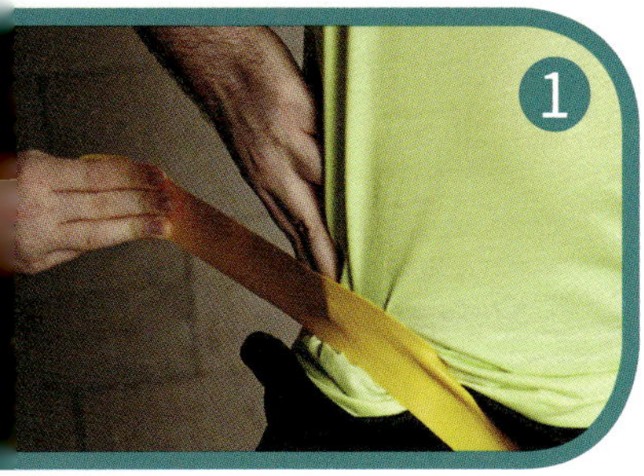

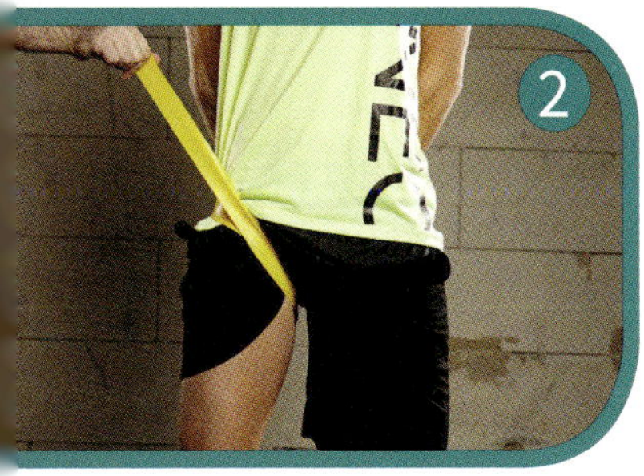

Hüftgelenk

1. Die Basis so nah wie möglich an der Leiste legen. Das Band in Richtung Adduktorenansätze ziehen. Die Anlage wird im Stand oder Kniestand vorgenommen, sodass das Hüftgelenk gestreckt ist.

2. Den Zug auf die seitlichen Strukturen erhöhen. Das Band fast auf einer Stelle abwickeln. Mehrmals über dieselbe Stelle flossen erhöht den Druck auf das Gewebe.

3. Versuchen, einen Winkel von 45 Grad zu erreichen, sodass der mediale (innere) Teil der Anlage direkt in der Leiste und der laterale (äußere) Teil ca. im 45-Grad-Winkel erhöht zur Waagerechten liegt.

Zugstärke
bis zu 80 Prozent

Tipp

Beim Entfernen der Applikation sollte der Patient sitzen, da durch den großen Flüssigkeitstransfer ins Bein der zentrale Kreislauf leicht beeinträchtigt werden kann. Durch das Sitzen wird dem entgegengewirkt.

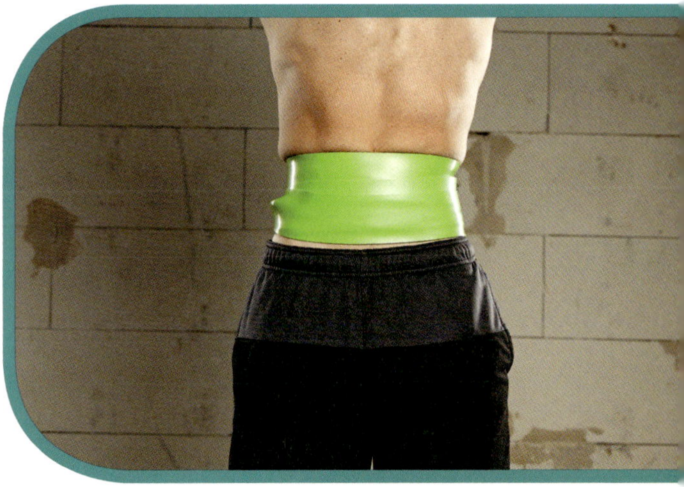

Becken

1. Diese Anlage wird im Stand vorgenommen. Die vorderen beiden Knochenpunkte des Beckens (Spina iliaca anterior superior) ertasten.

2. Die beiden Punkte als Referenzpunkte wählen, um die Beckenanlage dann zirkulär mit gleichbleibendem Druck und Zug abzuwickeln.

Zugstärke
bis zu 80 Prozent

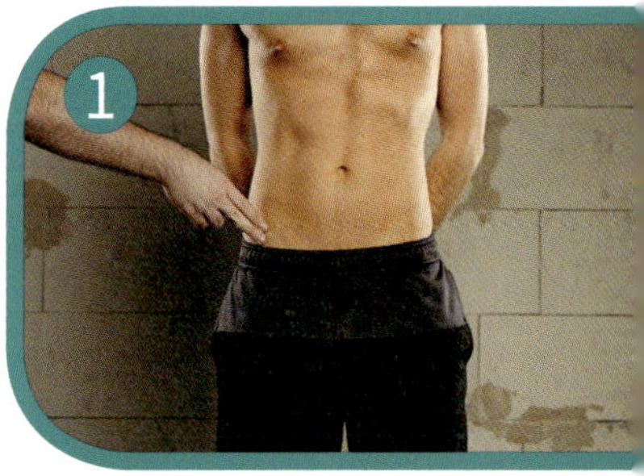

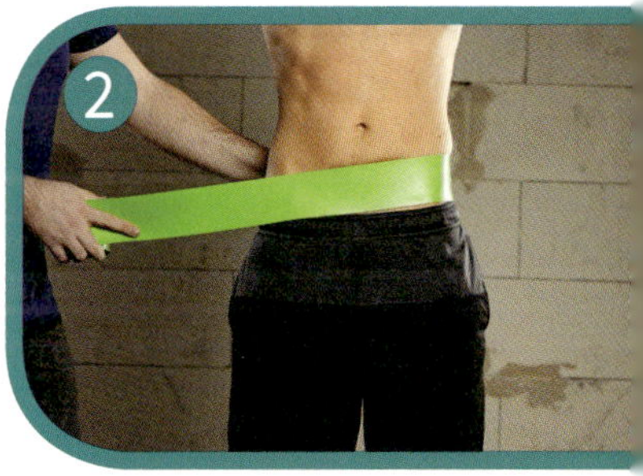

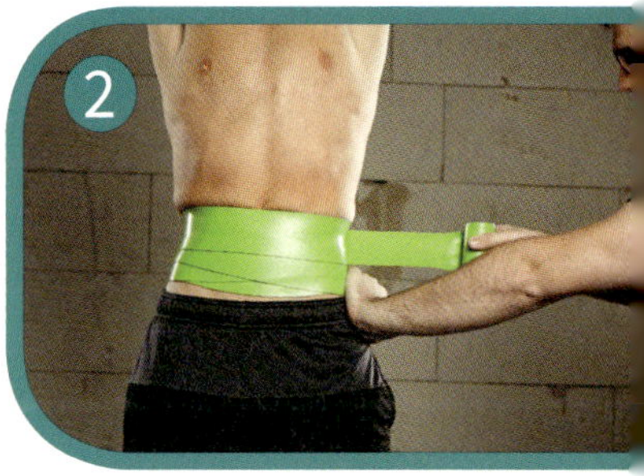

Tipp

Breiteres Floss-Band verwenden. Durch die Veränderung der Zugstärke kann eine genauere Fokussierung stattfinden. So kann beispielsweise durch erhöhten Zug zwischen den beiden Referenzpunkten am vorderen Becken die Symphyse entlastet werden.

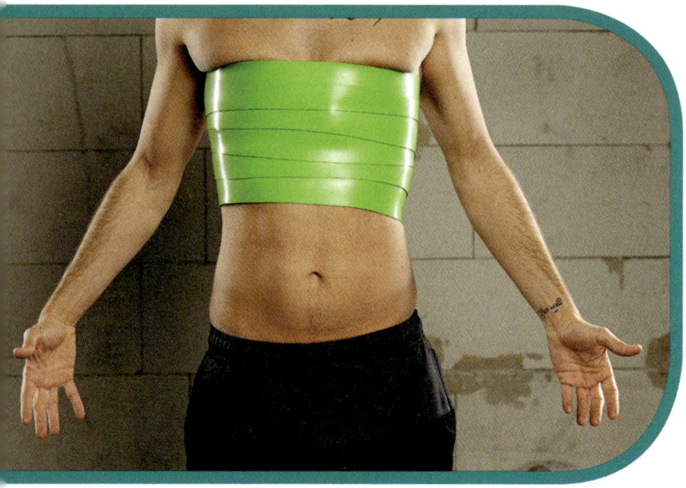

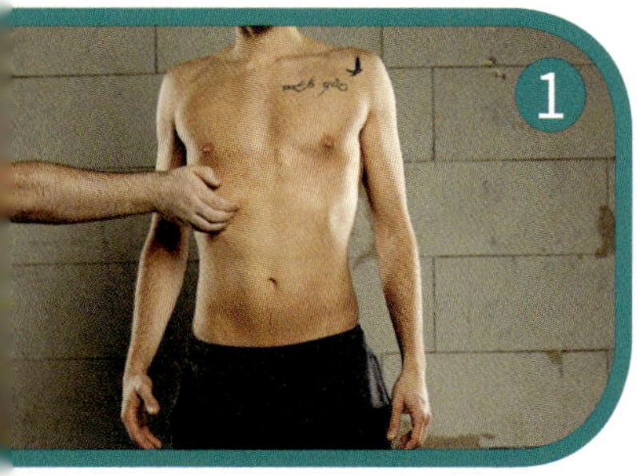

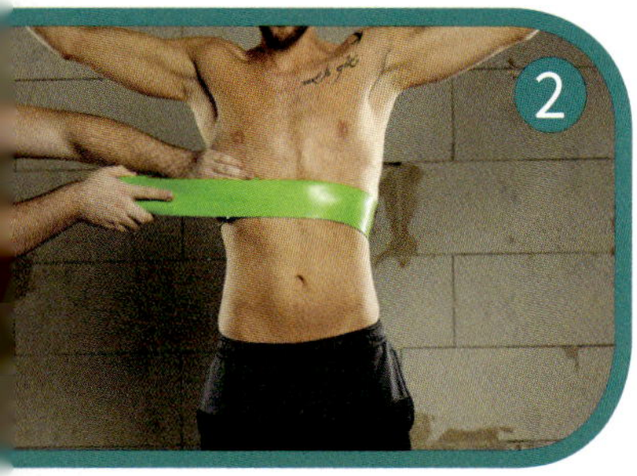

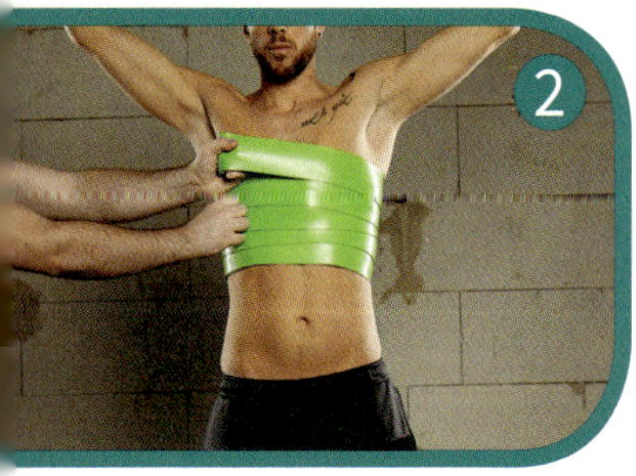

Thorax

1. Die Anlage sollte im Stehen oder Sitzen vorgenommen werden. Das untere Ende des Thorax, den Rippenbogen, ertasten.

2. Die Anlage zirkulär über den Thorax mit gleichbleibendem Druck und Zug abwickeln. Tiefer als bis zum Rippenbogen Richtung Bauch sollten Sie nicht wickeln.

Zugstärke
bis zu 80 Prozent

Tipp Breiteres Floss-Band verwenden.

Lenden-Becken-Hüft-Region – Kombinationsanlage

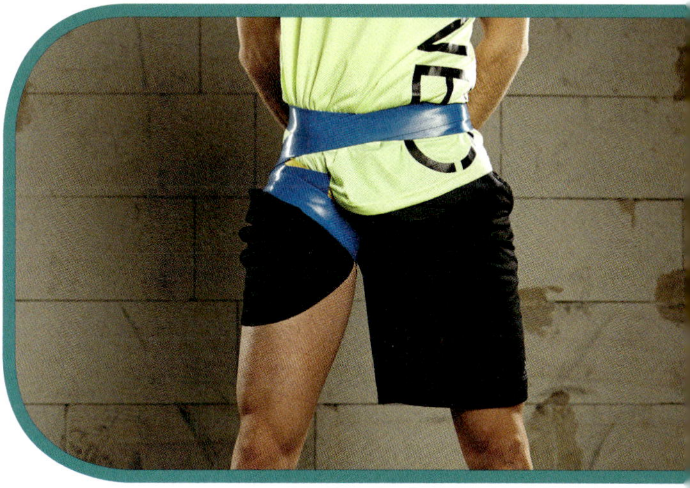

Die Applikation im Hüftgelenk ist gut kombinierbar mit der Beckenringanlage. Diese Kombination ermöglicht sowohl eine erleichterte manuelle Behandlung des Iliosakralgelenks als auch der Symphyse. Das ist eine Kombination aus Hüft- und Beckenringanlage.

1. Zunächst die Hüftgelenksanlage wie beschrieben anlegen (siehe S. 46).
2. Dann ein weiteres Band nutzen, um unter Zug einen Anker ums Hüftgelenk zu legen. Von dort aus geht die Anlage in eine Beckenringanlage über.
3. Wieder die Referenzpunkte am Becken ertasten, sodass sich der Beckenring darüber mit diesem Band zusätzlich einwickeln lässt.
4. Der letzte Zug geht wieder Richtung Hüfte, sodass seitlich ein Kreuz entsteht. Das Band wird nach einer Tour um die Hüfte dann dort fixiert.

Zugstärke
50 Prozent

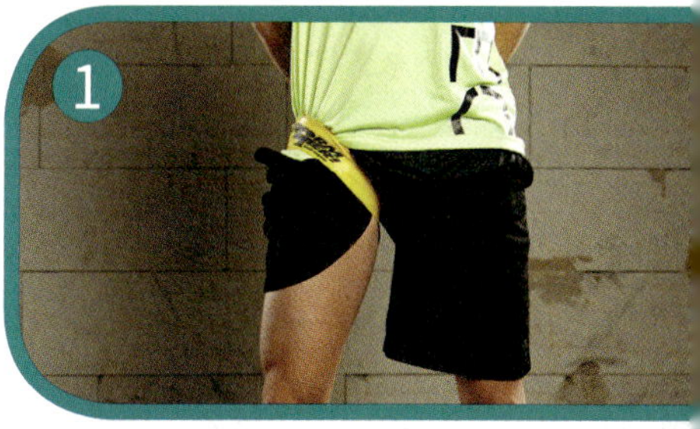

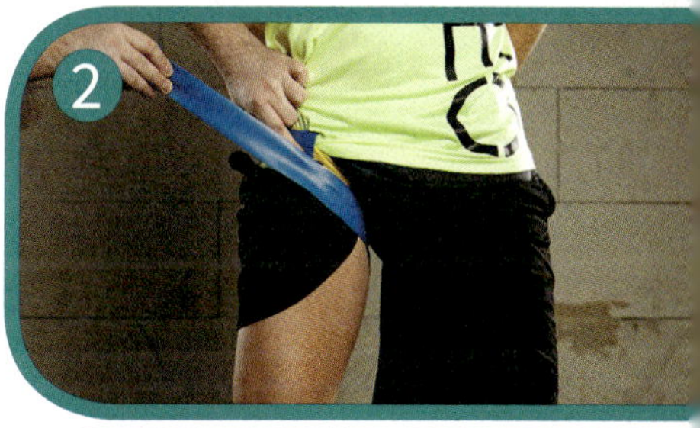

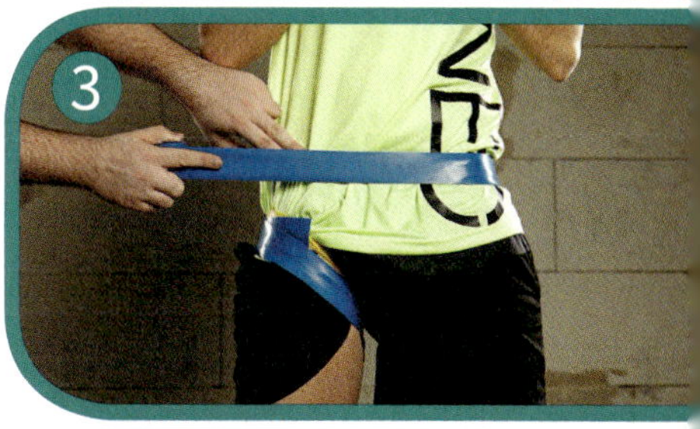

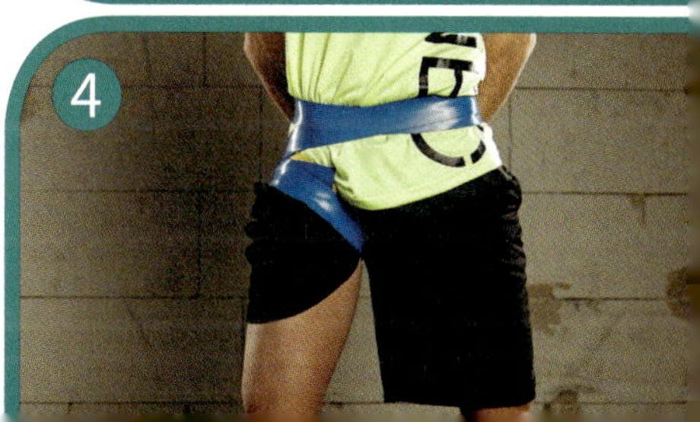

Tipp

Darauf achten, wo das erste Band fixiert wurde, damit es jederzeit schnell entfernt werden kann. Auch hier ist ein breites Band vorteilhaft.

Faszienapplikationen

Das Fasziensystem ist ein natürlicher Ganzkörperanzug, den es zu pflegen gilt. Obwohl die Muskulatur für die Aufrechterhaltung und Korrektur der Körperhaltung zuständig ist, kann sie diese Aufgabe nur mit Hilfe und Unterstützung des Fasziensystems erfüllen. Ohne Faszien können Muskeln nicht effizient arbeiten. Ein gezielter Bewegungsablauf setzt eine Kanalisierung der Energie und ein gutes Zusammenspiel von Muskeln und Faszien voraus. Mithilfe des Flossings lässt sich diese Koordination verbessern.

Tipp

Eine Kombination von Faszienapplikationen kann sowohl homogen (erhöhte Zugapplikation auf derselben myofaszialen Kette) als auch heterogen (erhöhte Zugapplikation auf entgegengesetzten myofaszialen Ketten) erfolgen.

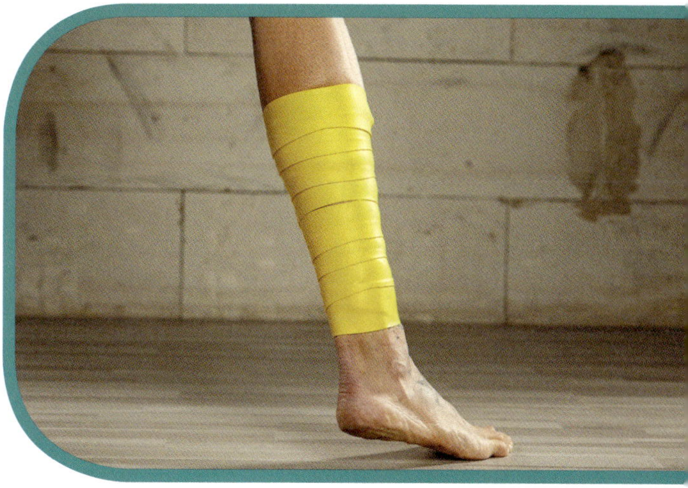

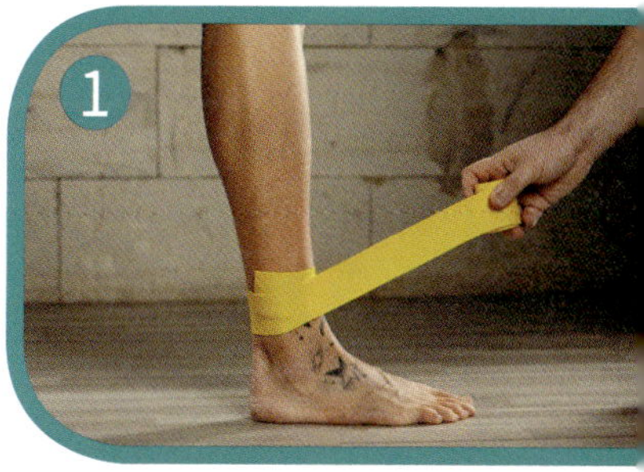

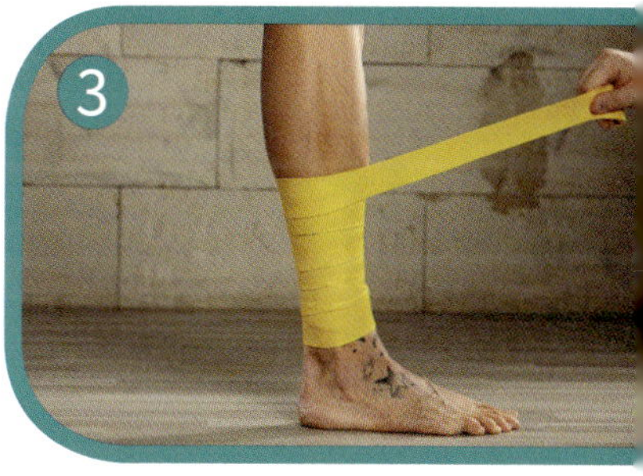

Fascia cruris – Unterschenkelfaszie

1. Die Anlage knapp oberhalb des Sprunggelenkes an der Malleolengabel (Knöchel) beginnen und zirkulär halb überlappend nach cranial (körpernah) weiterführen. Das Sprunggelenk sollte dabei in ca. 90-Grad-Nullstellung vorpositioniert sein, das Kniegelenk gestreckt oder bis zu 30 Grad gebeugt.

2. Je nach Zielsetzung die im Handling erwähnte Kompressions- oder Rebound-Technik einsetzen.

3. Um die gesamte Faszie einzuschließen, einen zirkulär währenden Druck erzeugen.

Zugstärke
ca. 60 Prozent

WICHTIG: Zugrichtung beachten, da die Achillessehne in dieselbe Richtung mitgezogen wird. Dies kann unangenehm sein.

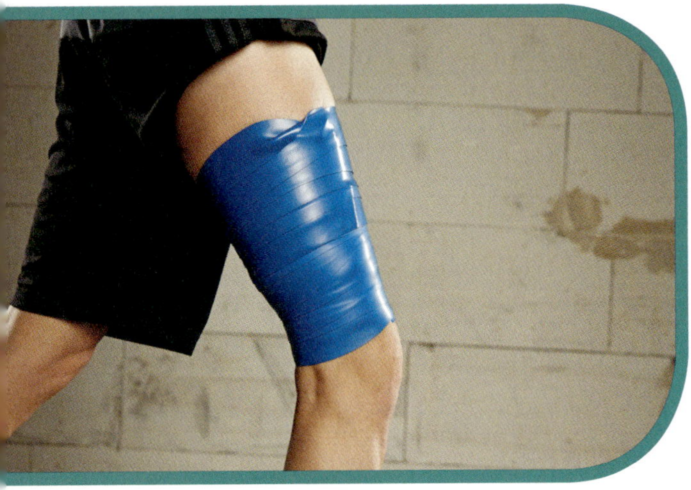

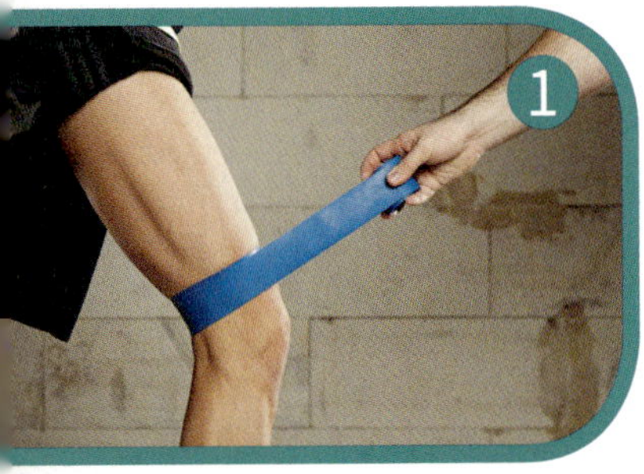

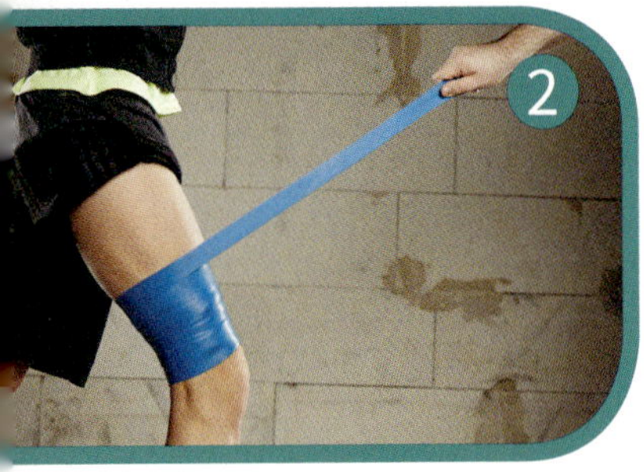

Fascia lata – Oberschenkelfaszie

1. Die Basis knapp oberhalb des Kniegelenks legen. Die Anlage kann in Rückenlage oder im Stand vorgenommen werden. Hüfte und Knie sind dabei gestreckt.

2. Zirkulär nach proximal hin aufwickeln.

Zugstärke
ca. 50 Prozent

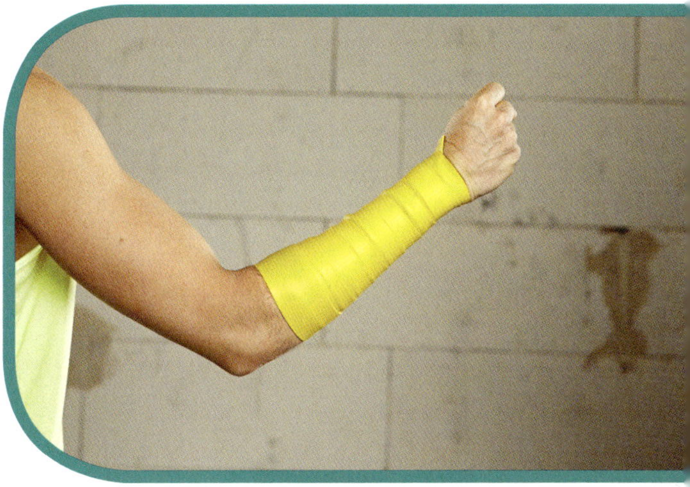

Fascia antebrachii – Unterarmfaszie

1. Die Basis oberhalb des Handgelenks legen. Der Arm ist dabei in entspannter Position und der Unterarm ist in Neutralstellung. Das heißt, er dreht weder nach innen noch nach außen.

2. Das Band zirkulär und halb überlappend abwickeln.

3. Je nach Applikationstechnik sollte die Richtung der Anlage (Innen- oder Außenrotation) vorher bestimmt werden.

Zugstärke
60 Prozent

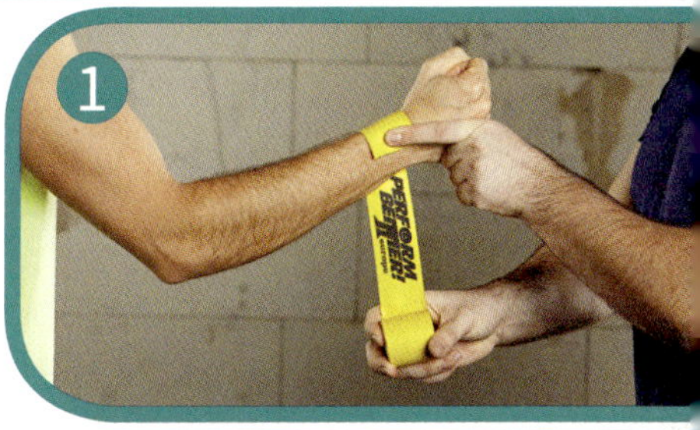

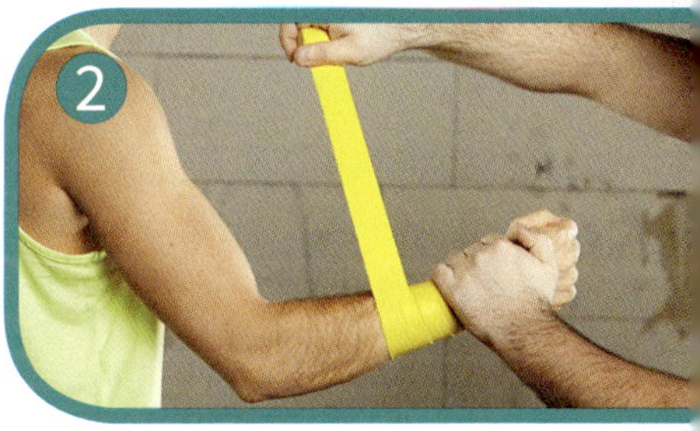

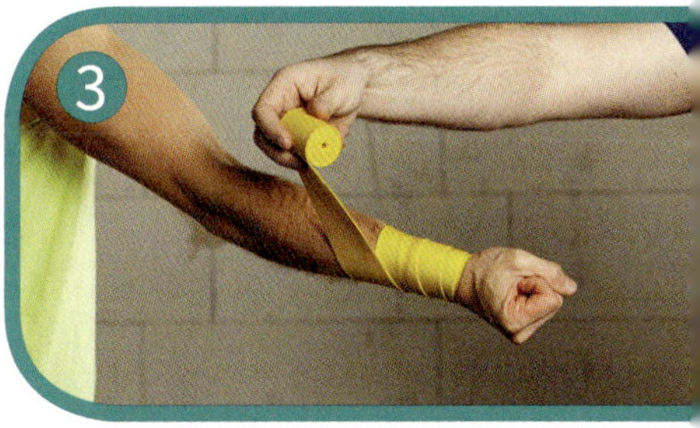

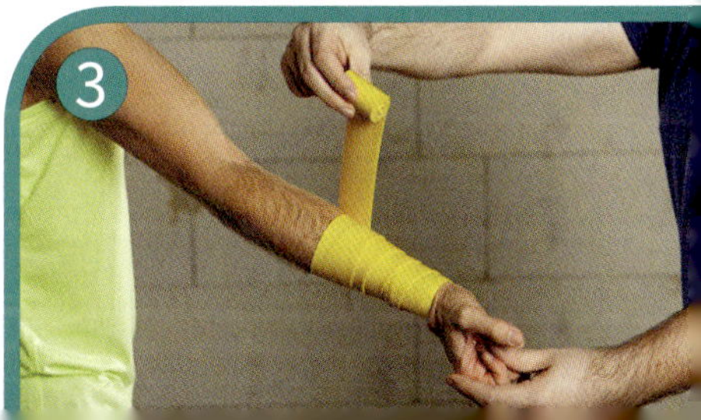

Tipp

Um die Faszien stärker zu behandeln und eine Bewegungsrichtung zu verbessern, empfiehlt es sich, die Ausgangsposition und die Zugrichtung zu verändern. Beispielsweise in Pronation vorpositionieren und das Band auch in Pronation (Innenrotation) ziehen und unter der Anlage in Supination bewegen. Das führt zu einer sehr intensiven Mobilisation der Faszienschichten.

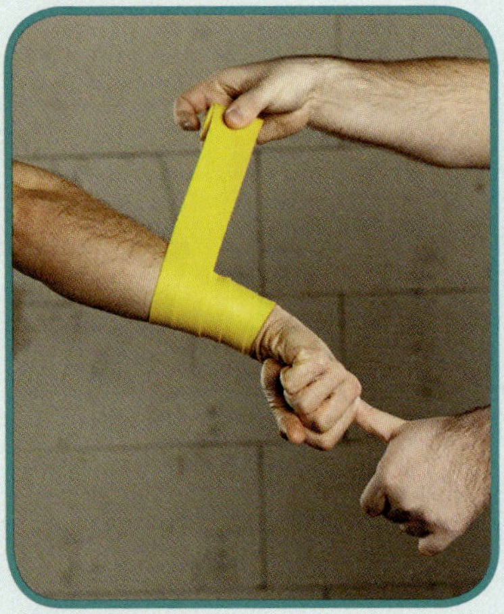

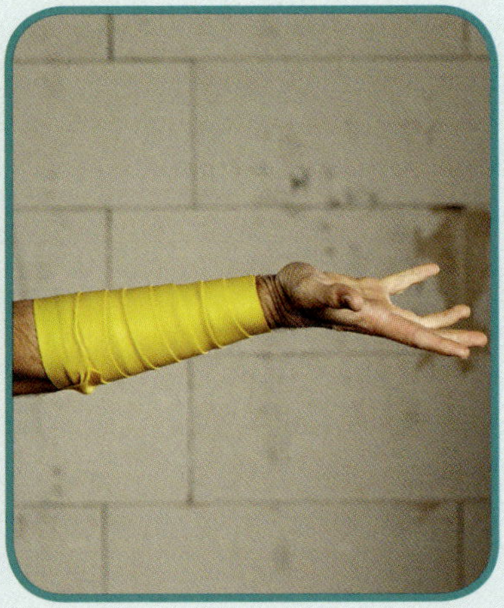

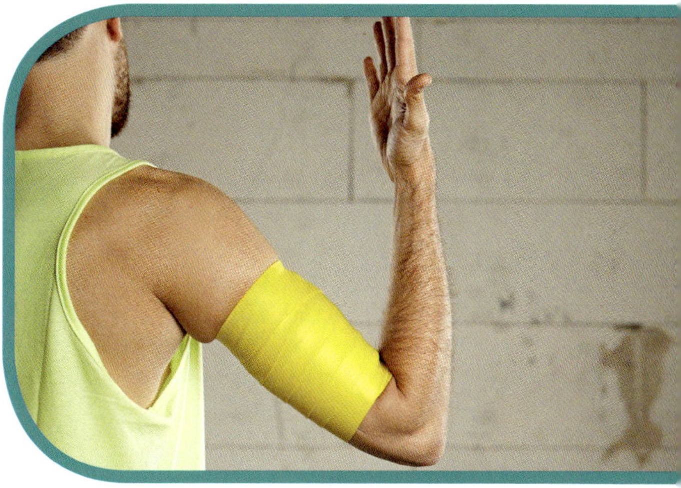

Fascia brachii – Oberarmfaszie

1. Die Basis direkt oberhalb des Ellenbogens legen. Der Arm sollte sich in Neutralstellung bis ca. 40 Grad Beugung im Ellbogen befinden.

2. Das Band zirkulär mit gleichbleibendem Zug oder kombiniert mit den erwähnten Applikationstechniken (Verschiebetechnik, Rebound etc.) anlegen.

3. Die Anlage unterhalb der Schulter bzw. Achselhöhle enden lassen.

Zugstärke
60 Prozent

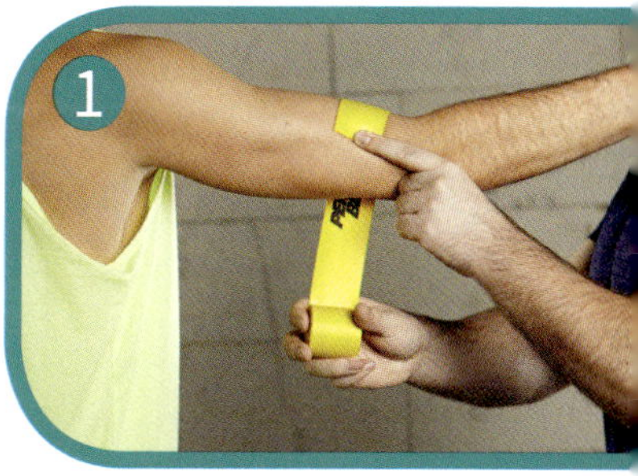

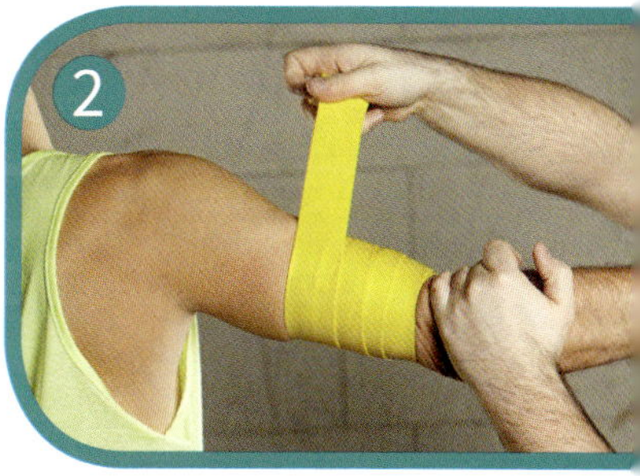

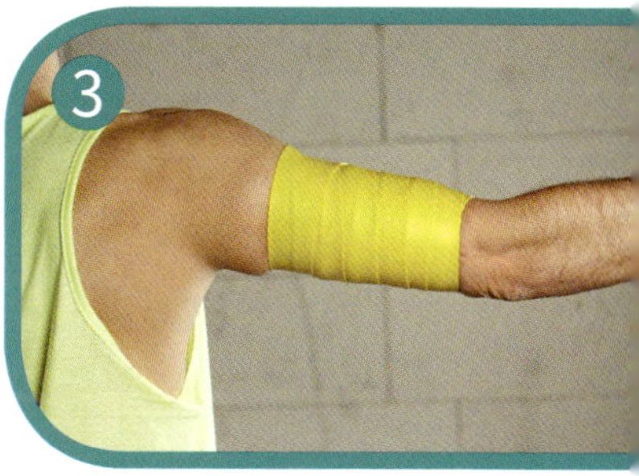

Muskelapplikationen

Wenn ein Muskel streikt, weil er falsch angesteuert wird oder verletzt ist, kann er nicht sein komplettes Potenzial entfalten. Bei längerfristigen Beeinträchtigungen kann es auch zu muskulären Dysbalancen kommen, die den komplexen Bewegungsablauf beeinträchtigen und sogar das Bewegungsmuster verändern können. Mit gezielten Anlagen des Floss-Bandes in Kombination mit längerkettigen Muskelübungen lassen sich diese Beschwerden beheben.

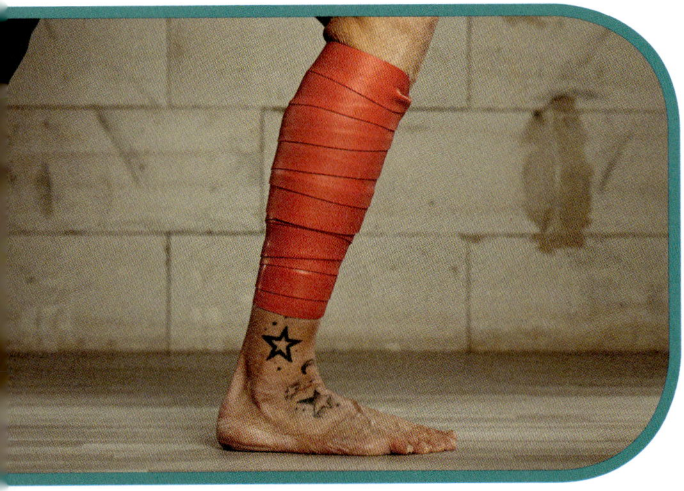

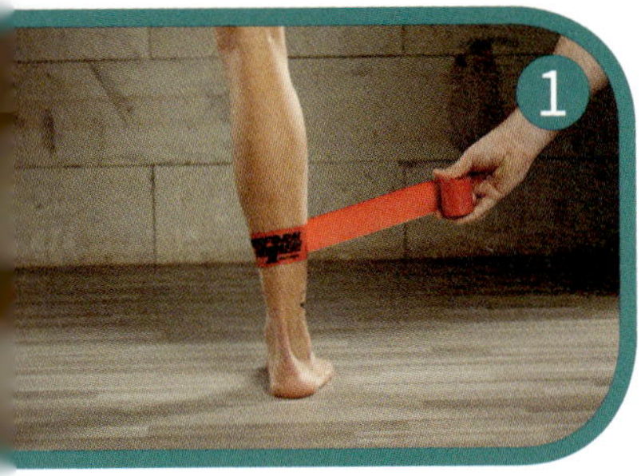

Musculus gastrocnemius – Wadenmuskel

1 Die Anlage oberhalb des Sprunggelenkes an der Malleolengabel (Knöchel) beginnen und zirkulär halb überlappend nach cranial (körpernah) weiterführen. Das Sprunggelenk sollte dabei in ca. 90-Grad-Nullstellung vorpositioniert sein, das Kniegelenk gestreckt oder bis zu 30 Grad gebeugt.

2 Je nach Zielsetzung die im Handling erwähnten Applikationstechniken wie Kompressionstechnik oder Rebound einsetzen.

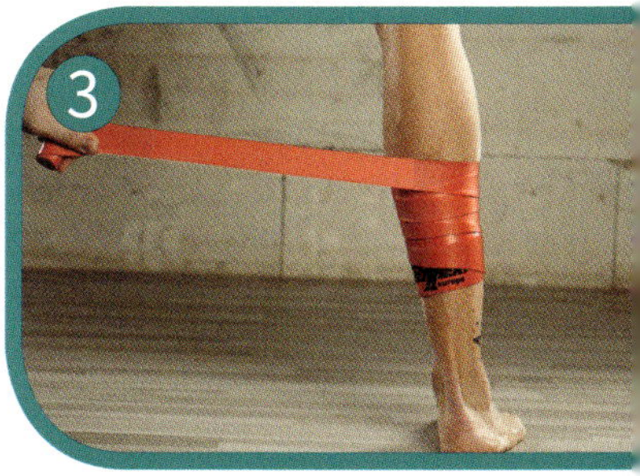

3 Einen erhöhten Zug auf den gesamten Muskelbauch ausüben. Unter Muskelbauch versteht man den Teil eines Skelettmuskels zwischen Ursprung und Ansatz.

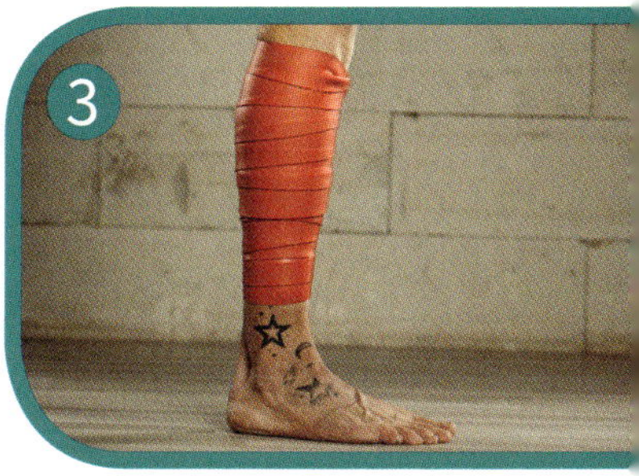

Zugstärke
mindestens 60 Prozent

Tipp

Durch die Änderung der Ausgangsposition in Plantarflexion (Streckung des Fußes) und Flexion im Knie (Beugung) kann die Intensität der Anlage stark erhöht werden.

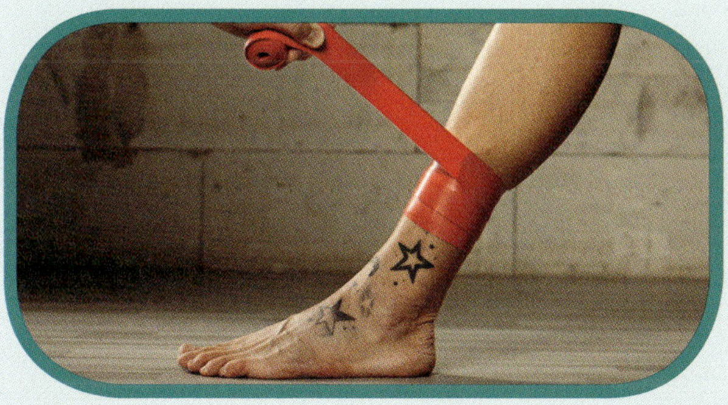

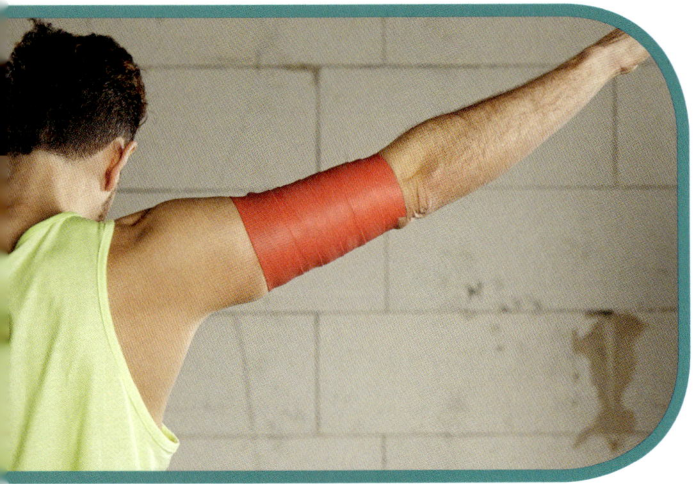

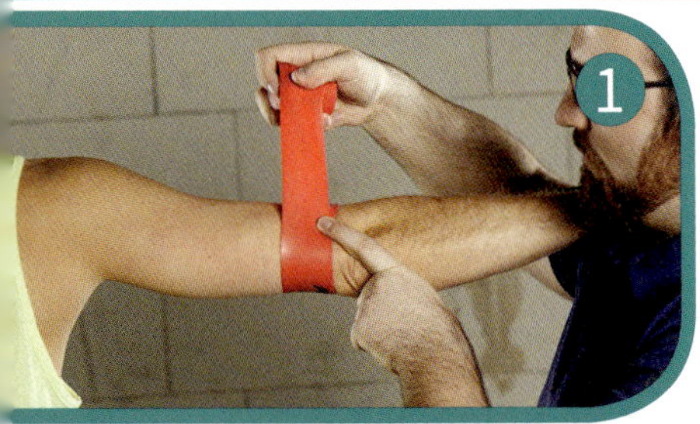

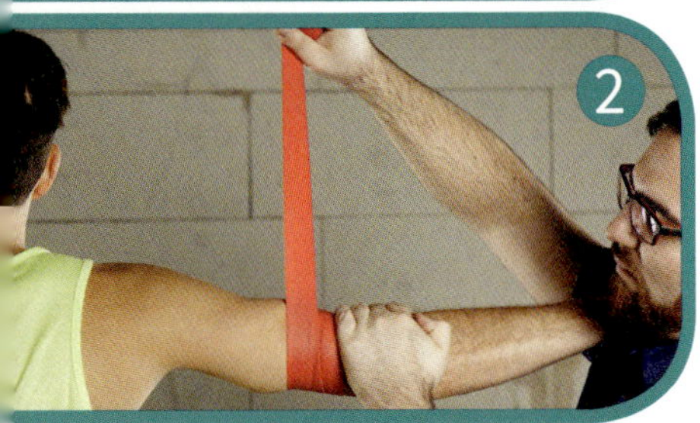

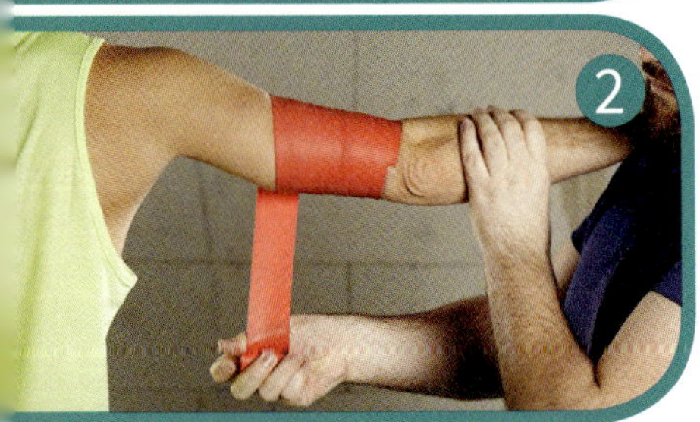

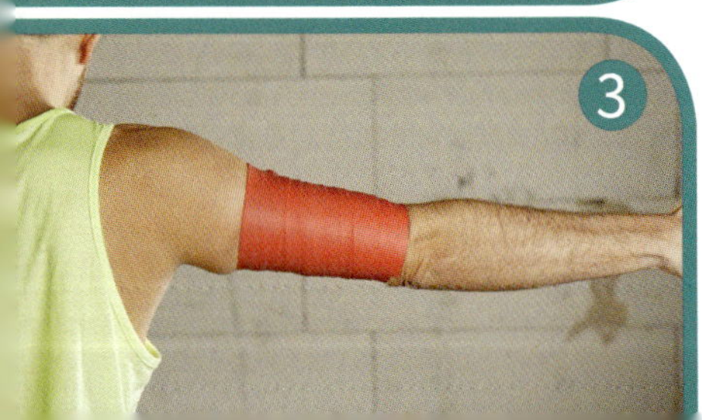

Trizeps

1. Basis direkt oberhalb des Ellenbogens legen. Der Ellenbogen sollte sich in Streckstellung befinden.

2. Das Band zirkulär und überlappend nach oben abwickeln. Dabei starken Zug auf den Trizeps ausüben, auf der gegenüberliegenden Seite nur halb so viel Zug.

3. Die Anlage unterhalb der Schulter bzw. Achselhöhle enden lassen und fixieren.

Zugstärke
Trizeps 70 Prozent,
gegenüberliegende Seite 35 Prozent

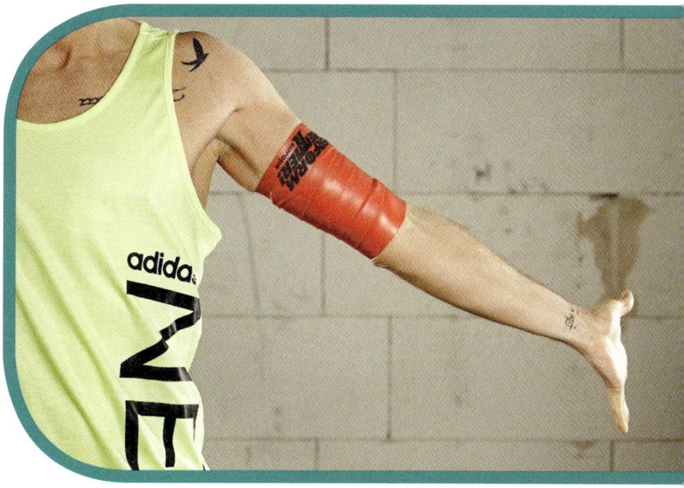

Bizeps

1. Basis direkt oberhalb des Ellenbogens legen. Der Ellenbogen sollte sich in Beugestellung befinden.

2. Das Band zirkulär und überlappend nach oben abwickeln. Dabei starken Zug auf den Bizeps ausüben, auf der gegenüberliegenden Seite nur halb so viel Zug.

3. Die Anlage unterhalb der Schulter bzw. Achselhöhle enden lassen und fixieren.

Zugstärke:
Bizeps 70 Prozent,
gegenüberliegende Seite 35 Prozent

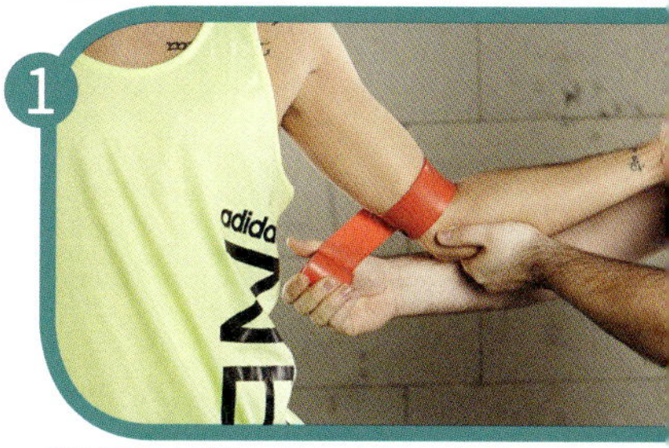

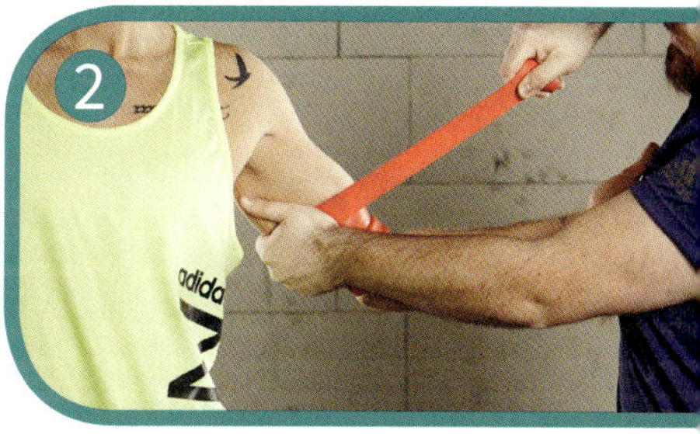

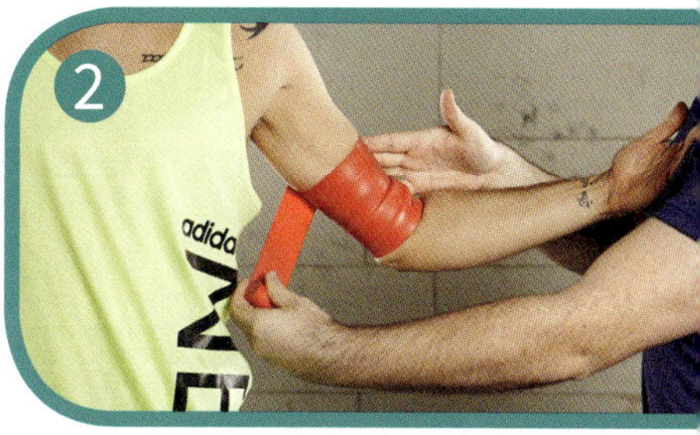

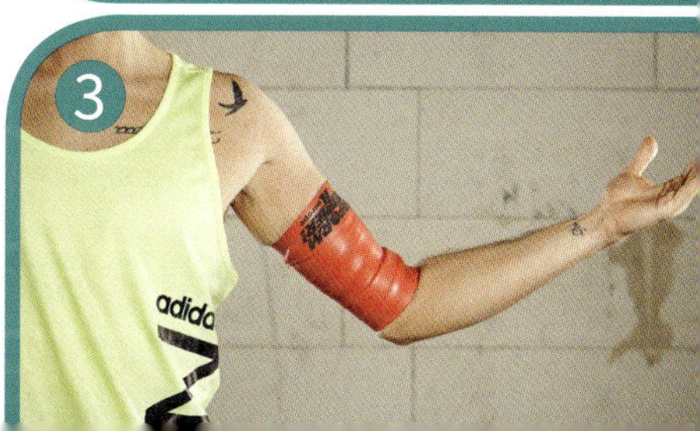

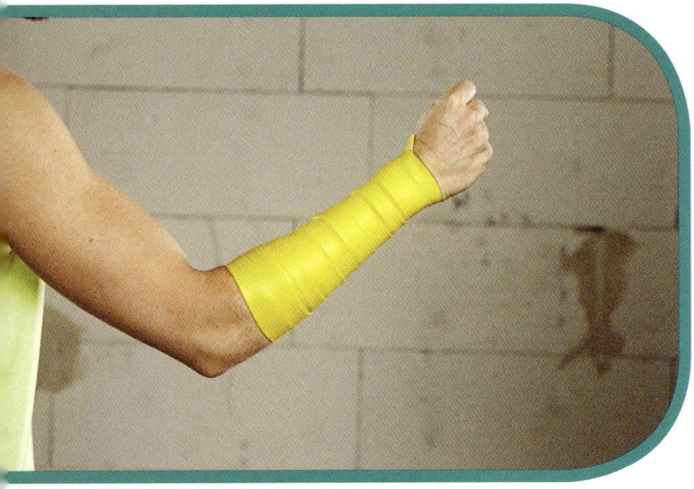

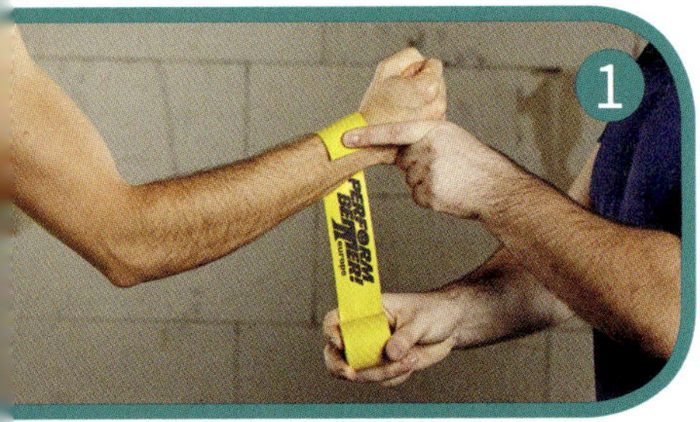

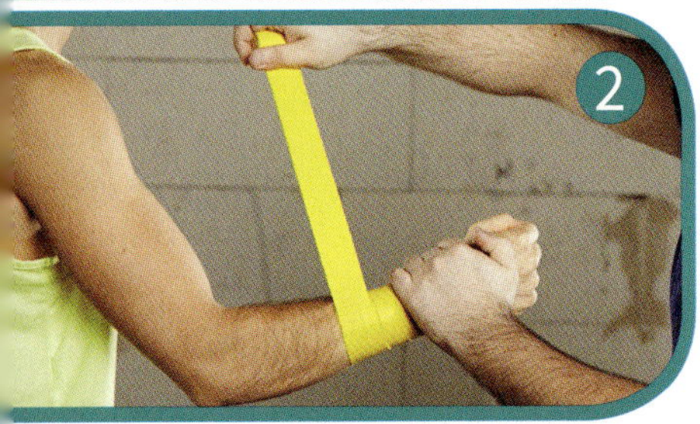

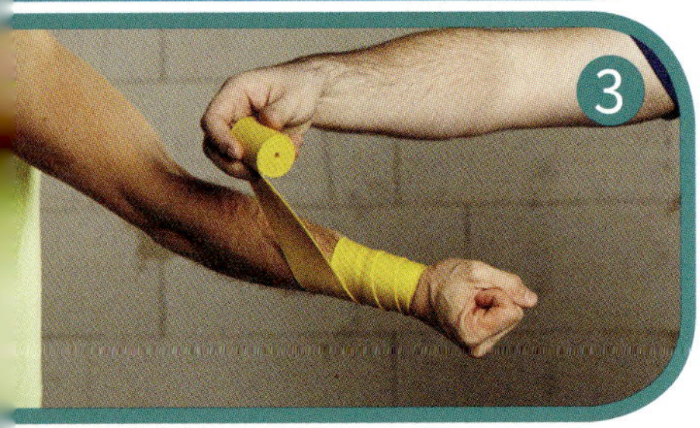

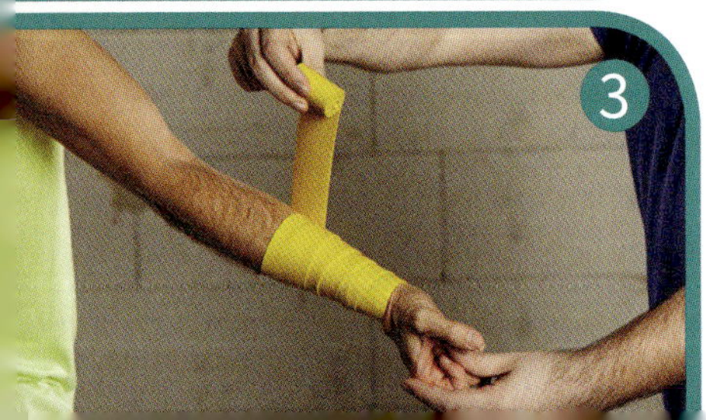

Unterarm

1. Die Basis oberhalb des Handgelenks legen. Der Arm ist dabei in entspannter Position und der Unterarm nicht in Pro- oder Supination eingestellt.

2. Das Band zirkulär und halb überlappend abwickeln. Am Unterarm den betreffenden Muskel mit starkem Zug unter Kompression setzen. Den übrigen Bereich mit moderatem Zug versorgen.

3. Je nach Applikationstechnik die Richtung der Anlage (Innen- oder Außenrotation) vorher bestimmen.

Zugstärke
betreffender Muskel 70 bis 80 Prozent,
Peripherie 30 Prozent

Tipp

Um eine Bewegungsrichtung zu verbessern, empfiehlt es sich, die Ausgangsposition und die Zugrichtung zu verändern. Beispielsweise in Pronation vorpositionieren und das Band auch in Pronation (Innenrotation) ziehen und unter der Anlage in Supination bewegen. Das führt zu einer sehr intensiven Mobilisation der Faszienschichten.

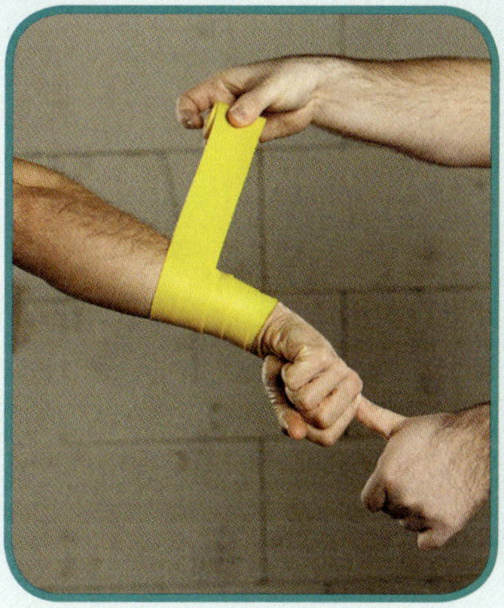

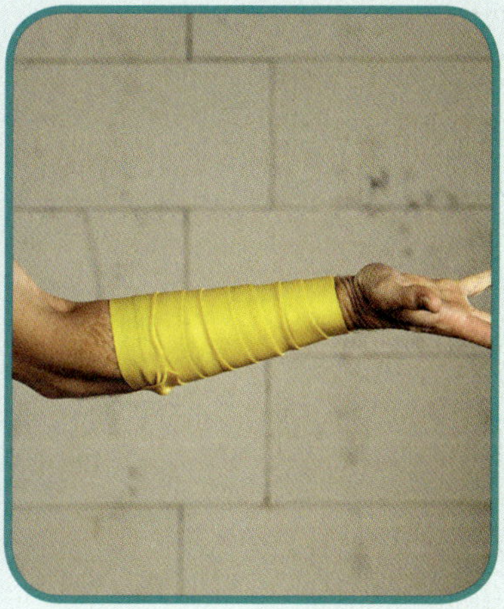

Regenerationsapplikationen

Gerade nach intensiven Trainingseinheiten und Wettkämpfen können Flossing-Anlagen sinnvoll sein, um die Erholung zu beschleunigen. Neben einem verbesserten Abbau der angefallenen »Schlacken« im Gewebe können diese Applikationen auch dabei helfen, das Schmerzempfinden in der Muskulatur zu dämpfen.
Die beiden Anlagen Oberarm und Oberschenkel sind exemplarisch. Zur Regeneration kann diese Applikationsart auch für andere Körperregionen adaptiert werden.

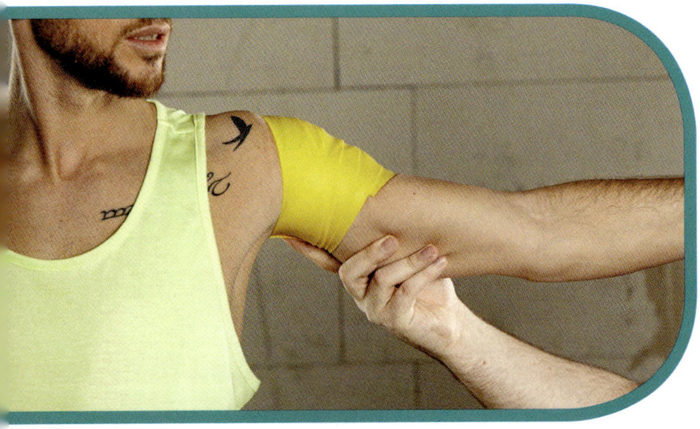

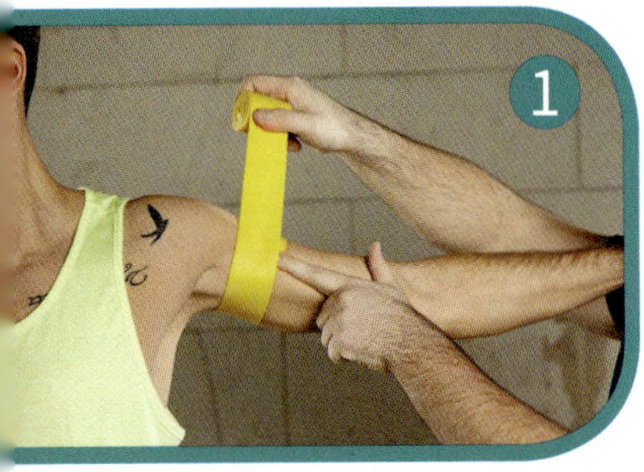

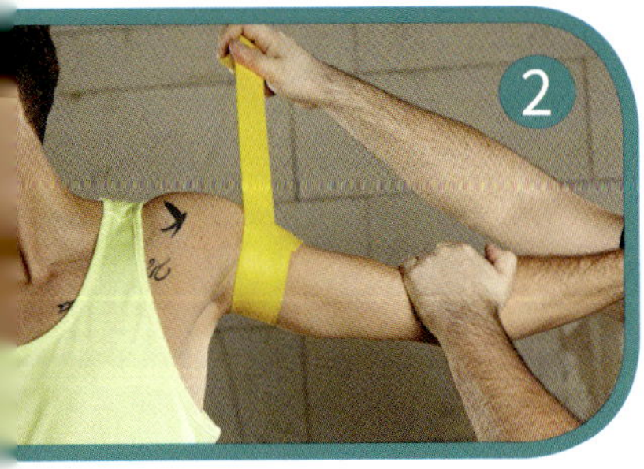

Oberarm

1. Anlage am besten bei abgespreiztem Oberarm anbringen (Abduktion). Die Basis hierbei so nah wie möglich an der Achselhöhle anlegen und auch nur dort das ganze Band abwickeln.

2. Das Band zirkulär bei gleichbleibendem, sehr hohem Zug um den proximalen Oberarm, nicht aber über das Schulterdach wickeln.

Zugstärke
50 Prozent

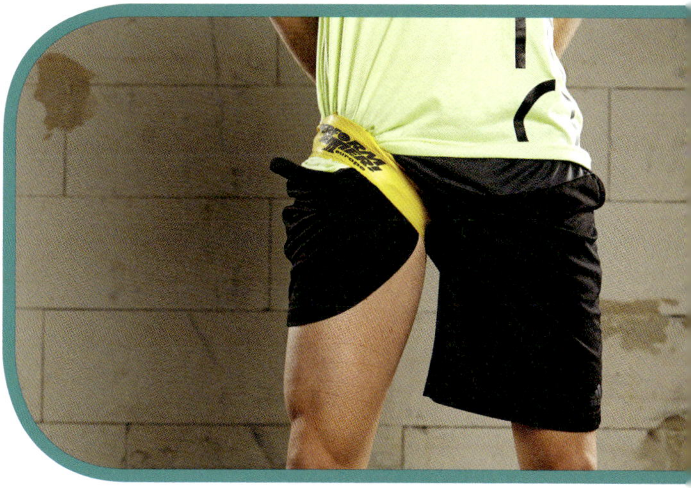

Oberschenkel

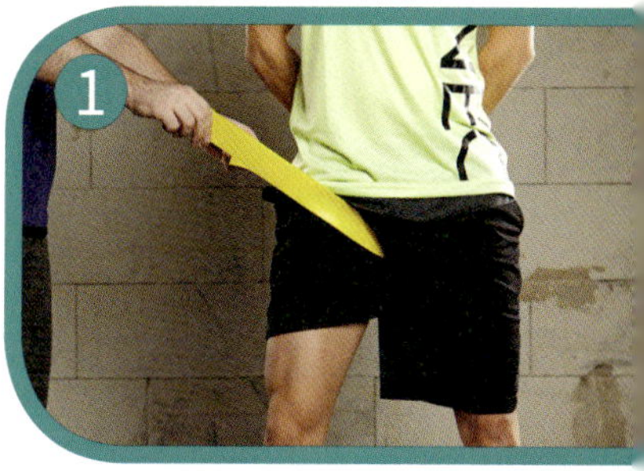

1. Applikation optimalerweise bei abgespreiztem Oberschenkel (Abduktion) anlegen. Die Basis direkt in der Leiste legen.
2. Von dort zirkulär mit gleichbleibendem Zug um den Oberschenkel abwickeln.
3. Das Band nicht nach proximal weiterführen.

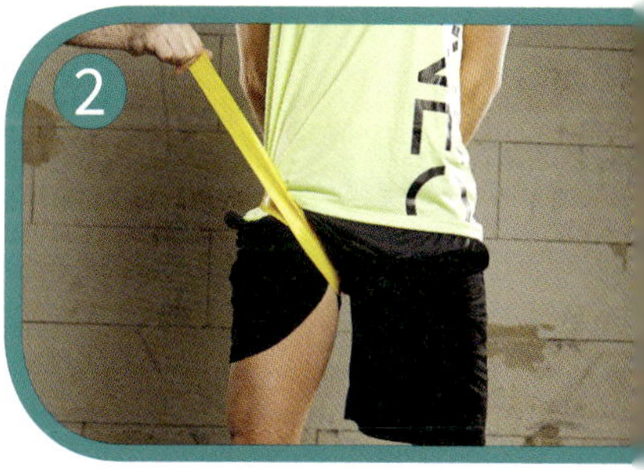

Zugstärke
50 Prozent

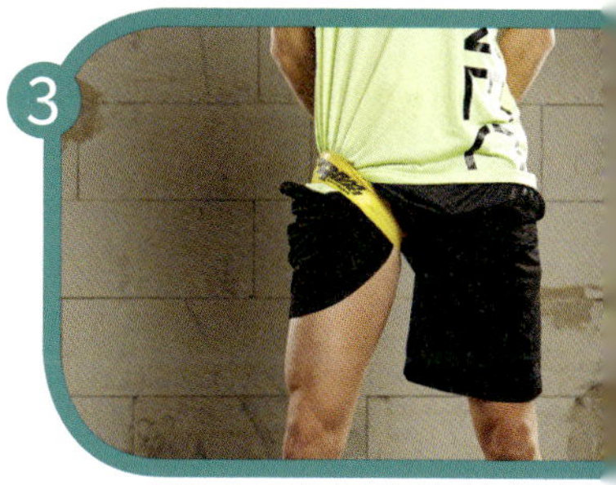

Applikationen bei Schwellungen

Physiotherapeuten nutzen Flossing-Anlagen auch, um Schwellungen schneller verschwinden zu lassen. Hier muss jedoch vor der Anlage durch einen Mediziner abgeklärt werden, um was für eine Verletzung es sich handelt und ob die Applikation hier das Mittel der Wahl ist.

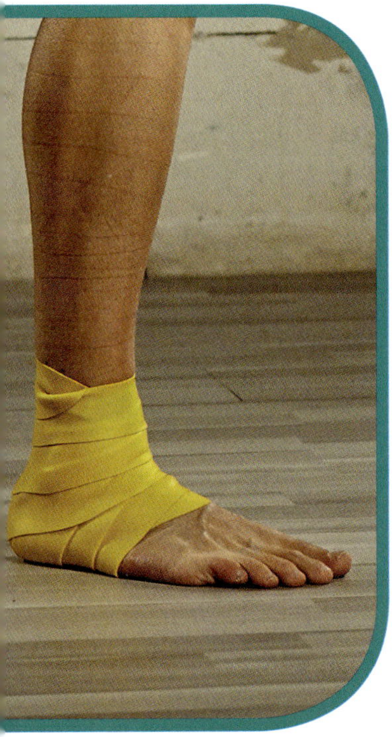

Sprunggelenk

Therapeutisches Vorgehen

1. Die Basis am Mittelfuß anlegen und dort das Band mit zirkulärem Zug von ca. 50 Prozent fixieren. Das Sprunggelenk sollte sich dabei in Nullstellung befinden, also ca. im 90-Grad-Winkel.

2. Dann eine zweite Runde wickeln. So weiter zirkulär nach proximal verfahren und das Band mit ca. 50 Prozent Zug zirkulär über das Sprunggelenk bis zum Unterschenkel wickeln. Dort das Band fixieren.

Tipp

Das Band langsam wieder abwickeln, damit der Blutzustrom nicht explosiv erhöht wird. Bei dieser Applikation ist darauf zu achten, dass der gesamte Bereich inklusive Ferse eingebunden wird. Es empfiehlt sich bei akuten Schwellungen eine Wiederholung der Applikation in 2-Minuten Abständen (2 Minuten Anlage – 2 Minuten Pause – 2 Minuten Anlage ...).

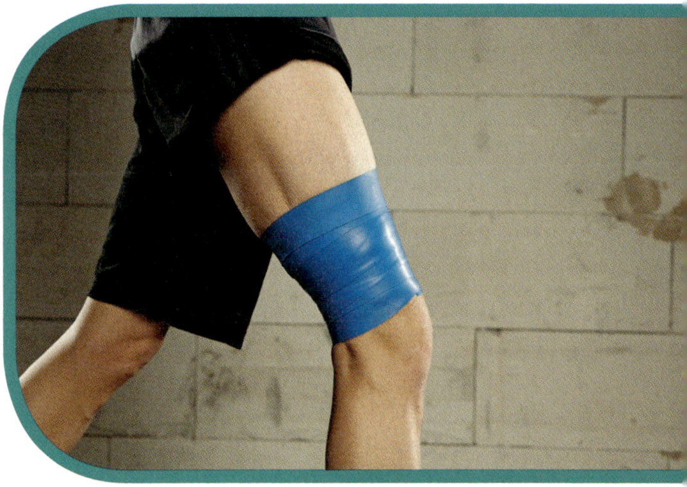

Oberschenkel

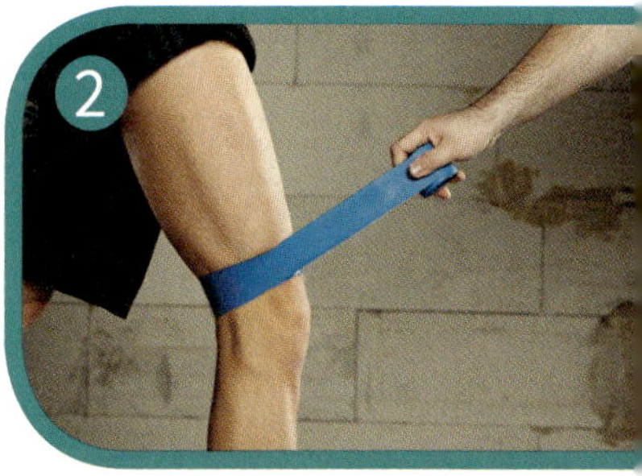

Therapeutisches Vorgehen

1. Den Patienten in eine schmerzfreie Position bringen.
2. Die Basis des Bands eine Handbreit unterhalb der Schwellung mit 50 Prozent Zug fixieren.
3. Von dort halb überlappend mit 50 Prozent zirkulärem Zug nach proximal wickeln bis mindestens eine Handbreit oberhalb der Schwellung.

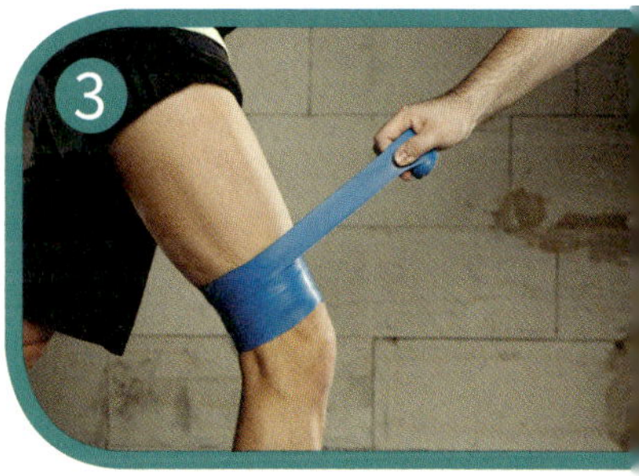

Tipp

In einer subakuten Phase – wenn die Schwellung bereits zurückgegangen ist – kann der Druck unterhalb der Schwellung etwas erhöht werden, z. B. unterhalb der Schwellung mit 70 Prozent Zug, über der Schwellung mit 50 Prozent Zug und oberhalb der Schwellung nur noch mit 40 Prozent Zug flossen. So kann der Abtransport weiter unterstützt werden.

Verletzungen therapieren: Was tun bei ...?

In diesem Kapitel erfahren Sie, wie das Flossing bei verschiedenen Verletzungen und Beschwerden eingesetzt werden kann, um die Genesung zu beschleunigen. Im Vorfeld ist es natürlich unerlässlich, ein klares Krankheitsbild bzw. eine einwandfreie Diagnose durch einen qualifizierten Experten oder Mediziner erstellen zu lassen.
Die Behandlung selbst kann alle 2 Tage 2-mal am Tag vorgenommen werden. Sie dient zur Mobilisierung und Verbesserung der Faszienmechanik.

WICHTIG

Die Anlage muss spätestens nach 2 Minuten entfernt werden; gegebenenfalls nach einer Pause erneut anlegen und mit den Übungen fortfahren.

Impingement der Schulter

Wenn Sehnen und Muskeln innerhalb eines Gelenks eingeklemmt werden, spricht man vom Impingement-Syndrom. Diese Funktionsbeeinträchtigung kommt häufig in der Schulter vor und kann durch Entzündungen und Schädigungen am Schleimbeutel und an den Sehnen der Rotatorenmanschette entstehen; unbehandelt kann sie zu einer Steifigkeit der Schulter führen.

Therapeutisches Vorgehen

- **Schultergelenk flossen (S. 40)**
- Übungen Skorpion (S. 126), Trizepsstretch (S. 127), Schultermobilisation für Innenrotation (S. 128), Schultermobilisation für Außenrotation (S. 130) und Traktion Schulter (S. 132) hintereinander durchführen
- Anlage entfernen, 1 Minute warten
- **Fascia brachii (Oberarmfaszie) flossen (S. 55)**
- Übungen Skorpion (S. 126) und Trizepsstretch (S. 127) hintereinander durchführen.
- Anlage entfernen

Den gesamten Zyklus 2- bis 3-mal wiederholen.

Epicondylopathia radialis humeri (Tennisellenbogen)

Der Tennisellenbogen entsteht durch eine Überlastung des Sehnenansatzes an der Unterarmmuskulatur. Durch die Entzündungen im Gewebe bzw. minimalste Risse kann sich Narbengewebe bilden, was wiederum Schmerzen hervorruft und zu Restriktionen führt. Da dieser Bereich nicht gut durchblutet ist, können unbehandelte Beschwerden leicht chronisch werden.

Therapeutisches Vorgehen

- **Fascia antebrachii (Unterarmfaszie) flossen (S. 53)**
- Übungen Deep-Front-Stretch (S. 120), Flexorenstretch (S. 122) und Extensorenstretch (S. 123) hintereinander durchführen
- Anlage entfernen, 1 Minute warten
- **Ellenbogengelenk flossen (S. 39)**
- Übungen Flexorenstretch (S. 120), Extensorenstretch (S. 123) und Ellenbogen-Gapping (S. 124) hintereinander durchführen
- Anlage erneut entfernen, 1 Minute warten
- **Fascia brachii (Oberarmfaszie) flossen (S. 55)**
- Übungen Deep-Front-Stretch (S. 120) und Trizepsstretch (S. 127) hintereinander durchführen
- Anlage entfernen

Den gesamten Zyklus 2- bis 3-mal wiederholen.

Bursitis (Schleimbeutelentzündung) am Ellenbogen

Am Ellenbogen entsteht die Schleimbeutelentzündung meist durch übermäßige Belastung und Reizung. Der Schleimbeutel ist ein kleines Polster, das zwischen Haut und Knochen sitzt und den Druck aushalten muss. Aufgrund der schwachen Durchblutung in diesem Bereich können die bei der Entzündungsreaktion erzeugten Schadstoffe nicht schnell abtransportiert werden.

Therapeutisches Vorgehen

- **Ellenbogengelenk flossen (S. 39)**
- Übungen Ellenbogen-Gapping (S. 124) sowie Extensorenstretch (S. 123) und Flexorenstretch (S. 122) hintereinander durchführen
- Anlage entfernen, 1 Minute warten
- **Trizeps flossen (S. 58)**
- Übung Trizepsstretch (S. 127) durchführen
- Anlage erneut entfernen, 1 Minute warten
- **Fascia antebrachii (Unterarmfaszie) flossen (S. 53)**
- Übungen Ellenbogen-Gapping (S. 124) sowie Extensorenstretch (S. 123) und Flexorenstretch (S. 122) hintereinander durchführen
- Anlage entfernen

Den gesamten Zyklus 2- bis 3-mal wiederholen.

Riss des Kollateralbandes im Daumen (Skidaumen)

Der sogenannte Skidaumen ist eine Seitenbandruptur des Daumens. Der Daumen verbiegt meist im Grundgelenk radial, wobei das ulnare Seitenband reißt. Dadurch verliert der Daumen seine Stabilität.

Therapeutisches Vorgehen

- **Daumensattelgelenk flossen (S. 36)**
- Übungen Daumenbewegung (S. 119), Deep-Front-Stretch (S. 120) und Handgelenkkreisen (S. 121) hintereinander durchführen
- Anlage entfernen, 1 Minute warten
- **Fascia antebrachii (Unterarmfaszie) flossen (S. 53)**
- Übungen Deep-Front-Stretch (S. 120) und Extensorenstretch (S. 123) hintereinander durchführen
- Anlage entfernen

Den gesamten Zyklus 2- bis 3-mal wiederholen.

Dehnung der Fingerkapsel

Bei einer Überstreckung des Fingergelenks aufgrund von Krafteinwirkung kommt es zumeist zu einer Verletzung der Gelenkskapsel. Ist die Belastung zu groß, zerreißt die Kapsel und der Finger luxiert. Vom Arzt abklären lassen, ob eine Sehne oder ein Band gerissen ist. Wenn ja, weiteres Vorgehen mit ihm besprechen.

Therapeutisches Vorgehen

- **Finger flossen (S. 37)**
- Beugen und Strecken des Fingers
- Anlage entfernen, 1 Minute warten
- **Fascia antebrachii (Unterarmfaszie) flossen (S. 53)**
- Übungen Extensorenstretch (S. 123) und Flexorenstretch (S. 122) hintereinander durchführen
- Anlage entfernen

Den gesamten Zyklus 2- bis 3-mal wiederholen.

Labrumläsion an der Hüfte

Das Labrum sorgt sowohl für die Dämpfung des Hüftgelenks als auch für das Gleiten des Oberschenkelkopfs in der Hüftgelenkspfanne. Ist es lädiert – spricht eingerissen –, verschlechtert sich die Beweglichkeit des Hüftgelenks. Unbehandelt kann dies zu Bewegungseinschränkungen und sogar zu Arthrose führen.

Therapeutisches Vorgehen

- **Hüftgelenk flossen (S. 46)**
- Übungen Tiefe Hocke (S. 96), Scheibenwischer (S. 109), Fechterdehnung (S. 110), Hüftmobilisation mit Superband (S. 113) sowie Hüftstreckung (S. 114) hintereinander durchführen
- Anlage entfernen, 1 Minute warten
- **Becken flossen (S. 47)**
- Übungen Tiefe Hocke (S. 96) und Fechterdehnung (S. 109) hintereinander durchführen
- Anlage entfernen

Den gesamten Zyklus 2- bis 3-mal wiederholen.

Blockierung des Iliosakralgelenks

Wenn Sacrum und Ilium sich verkanten, weil man sich beispielsweise vertritt oder das Bein verdreht, kann es zu Blockierungen des Iliosakralgelenks kommen. Dieses zwischen Kreuzbein und Darmbein gelegene Gelenk kann sich sehr leicht verhaken und Rückenschmerzen auslösen.

Therapeutisches Vorgehen

- **Lenden-Becken-Hüft-Region flossen (S. 49)**
- Übungen Standwaage mit Rotation (S. 116), V-Squat (S. 118), Einbeinstand (S. 115) und Beinschaukel (S. 117) hintereinander durchführen
- Anlage entfernen, 1 Minute warten
- **Becken flossen (S. 47)**
- Übungen Einbeinstand (S. 115) und Beinschaukeln (S. 117) hintereinander durchführen
- Anlage erneut entfernen, 1 Minute warten
- **Fascia lata (Oberschenkelfaszie) flossen (S. 52)**
- Übungen Slider (S. 104), Couch-Stretch (S. 111), V-Squat (S. 118), Einbeinstand (S. 115) und Beinschaukeln (S. 117) hintereinander durchführen.
- Anlage entfernen

Den gesamten Zyklus 2- bis 3-mal wiederholen.

Muskelfaserriss

Wie der Name schon sagt, zerreißen bei einem Muskelfaserriss einzelne Fasern im Muskel. Das führt wiederum zu Veränderungen der Struktur und zu Einblutungen. Selbst ein Muskelkater zählt schon zu den minimalen Muskelfaserrissen.

Flossing-Beispiel für einen Muskelfaserriss an der Vorderseite des Oberschenkels

Bis zum 21. Tag nach der Verletzung: 2-mal pro Tag Flossing , dann 1 Tag Pause. An diesem Ruhetag zyklische Bewegungen machen wie Radfahren oder Walking.

Therapeutisches Vorgehen

- **Fascia lata (Oberschenkelfaszie) flossen (S. 52)**
- Übungen Tiefe Hocke (S. 96) und Vordere Kette im Ausfallschritt spannen (S. 98) durchführen, aber nur im schmerzfreien Bereich während der Dehnposition
- Anlage entfernen

2- bis 4-mal wiederholen

Ab dem 21. Tag nach der Verletzung

- **Oberschenkel flossen (S. 63)**
- Übungen Superman (S. 106) und Couch-Stretch (S. 111) hintereinander durchführen
- Anlage entfernen

2- bis 3-mal wiederholen

Muskelzerrung

Zerrungen sind meist die Folge von Fehlbelastungen oder Überlastungen und treten auf, wenn der Muskel ermüdet ist oder bei schnellen Vor-, Rück- und Seitwärtsbewegungen überdehnt wird. Die Muskelfasern bleiben in der Regel unversehrt und haben sich nur aus dem Reflex heraus, der aus einer Überlastung resultiert, verkrampft.

Flossing-Beispiel für eine Muskelzerrung an den Adduktoren.

Therapeutisches Vorgehen

- **Fascia lata (Oberschenkelfaszie) flossen (S. 52)**
- Übungen Sumo-Squat (S. 102), Fechterdehnung (S. 110), Seitschritte (S. 103) und gespreizter Vierfüßler (S. 112) durchführen
- Anlage entfernen

Tipp

An der Stelle, die Probleme macht, mit mehr Zug arbeiten.

Runner's Knee

Die Ursache dieser Kniebeschwerden ist ein unter zu starke Spannung gesetztes Iliotibialband (Tractus iliotibialis). Dieses verläuft an der Außenseite des Beines entlang und gleicht oft eine Schwäche der hüftabduzierenden Muskulatur aus. Durch Überlastung und die dadurch auftretende Verkürzung kommt es zu stechendem Schmerz an der Außenseite des Knies.

Therapeutisches Vorgehen

- **Fascia lata (Oberschenkelfaszie) flossen (S. 52)**
- Übungen Tiefe Hocke (S. 96) und Standwaage (S. 105) hintereinander durchführen
- Anlage entfernen, 1 Minute warten
- **Fascia lata (Oberschenkelfaszie) flossen (S. 52)**
- Übungen Tiefe Hocke (S. 96), Seitschritte (S. 103), Slider (S. 104), Standwaage (S. 105) und Couch-Stretch (S. 111) hintereinander durchführen.
- Anlage erneut entfernen, 1 Minute warten
- **Kniegelenk infrapatellar flossen (S. 43)**
- Übungen Tiefe Hocke (S. 96) und Slider (S. 104) hintereinander durchführen
- Anlage entfernen

Den gesamten Zyklus 2- bis 3-mal wiederholen.

Ruptur des vorderen Kreuzbands (posttraumatisch oder postoperativ)

Der Riss des Kreuzbandes entsteht, wenn die Dehnfähigkeit des vorderen Bandes überschritten ist. Man unterscheidet zwischen einer partiellen oder vollständigen Ruptur. Das Flossing setzt hier erst als Rehabilitationsmaßnahme nach der ersten Behandlungsphase wie Operation oder Ruhigstellung ein.

Therapeutisches Vorgehen

- **Fascia cruris (Unterschenkelfaszie) flossen (S. 51)**
- Übung Wadenheben (S. 94) durchführen
- Anlage entfernen, 1 Minute warten
- **Knieanlage all-in (S. 45) flossen**
- Übungen Sumo-Squat (S. 102) und Knieflexions-Gapping (S. 100) hintereinander durchführen
- Anlage erneut entfernen, 1 Minute warten
- **Fascia lata (Oberschenkelfaszie) flossen (S. 52)**
- Übungen Sumo-Squat (S. 102), Standwaage (S. 105), Couch-Stretch (S. 111) und Slider (S. 104) hintereinander durchführen
- Anlage entfernen

Den gesamten Zyklus 2- bis 3-mal wiederholen.

Verletzung des Kollateralbandes am Knie

Wenn sich das Knie verdreht oder es einen Schlag auf seine Außenseite bekommt, wird meist das mediale Kollateralband in Mitleidenschaft gezogen. Diagnostizieren lässt sich dies mittels eines Valgusstresstests, der zeigt, wie instabil das Kniegelenk ist.

Therapeutisches Vorgehen

- **Kniegelenk parapatellar flossen (S. 44)**
- Übungen Sumo-Squat (S. 102) und Skihocke (S. 101) hintereinander durchführen
- Anlage entfernen, 1 Minute warten
- **Fascia cruris (Unterschenkelfaszie) flossen (S. 51)**
- Übung Halbmond (S. 97) durchführen
- Anlage erneut entfernen, 1 Minute warten
- **Fascia lata (Oberschenkelfaszie) flossen (S. 52)**
- Übungen Sumo-Squat (S. 102) , Halbmond (S. 97) und Seitenschritte (S. 103) hintereinander durchführen
- Anlage entfernen

Den gesamten Zyklus 2- bis 3-mal wiederholen.

Patellaspitzensyndrom

Hier sind die Sehnen im Knie zumeist dauerhaft verdickt und schon strukturell verändert. Der Brennpunkt befindet sich unter der Kniescheibe. Hervorgerufen werden kann solch ein Patellaspitzensyndrom durch eine zu feste und angespannte Oberschenkelmuskulatur. Durch den dauerhaften Zug des Muskels an der Sehne »überreizt« diese.

Therapeutisches Vorgehen

- **Kniegelenk – parapatellare Applikation – flossen (S. 44)**
- Übungen Skihocke (S. 101), Sumo-Squat (S. 102) und Superman (S. 106) hintereinander durchführen
- Anlage entfernen, 1 Minute warten
- **Fascia lata (Oberschenkelfaszie) flossen (S. 52)**
- Übungen Sumo-Squat (S. 102) und Superman (S. 106) hintereinander durchführen
- Anlage erneut entfernen, 1 Minute warten
- **Sprunggelenk flossen (S. 41)**
- Übungen Zehenspitzenstand (S. 89) und Plantarmobilisation (S. 91) hintereinander durchführen
- Anlage entfernen, 1 Minute warten
- **Fascia cruris (Unterschenkelfaszie) flossen (S. 51)**
- Übung Vordere Kette im Ausfallschritt spannen (S. 98) durchführen
- Anlage entfernen

Den gesamten Zyklus 2- bis 3-mal wiederholen.

Morbus Osgood-Schlatter

Diese Beschwerden treten zumeist bei Kindern und Jugendlichen während der Wachstumsphase auf – und zwar zwischen dem unteren Bereich der Kniescheibe und dem Beginn des Schienbeines, am Ansatz der Patellasehne. Zumeist ist die Streckung des Kniegelenks schmerzhaft.

Therapeutisches Vorgehen

- **Fascia cruris (Unterschenkelfaszie) flossen (S. 51)**
- Übungen Vordere Kette im Ausfallschritt spannen (S. 98) und Sumo-Squat (S. 102) hintereinander durchführen
- Anlage entfernen, 1 Minute warten
- **Knieanlage all-in flossen (S. 45)**
- Übungen Skihocke (S. 101) und Sumo-Squat (S. 102) hintereinander durchführen
- Anlage erneut entfernen, 1 Minute warten
- **Fascia lata (Oberschenkelfaszie) flossen (S. 52)**
- Übung Superman (S. 106) durchführen
- Anlage entfernen

Den gesamten Zyklus 2- bis 3-mal wiederholen.

Schienbeinkantensyndrom/ Shin Splint (mediales Tibiakantensyndrom)

Eine Reizung bzw. Knochenhautentzündung am Ansatz der vorderen oder hinteren Schienbeinmuskulatur kann zu diesen Beschwerden führen. Ursächlich für diese Schmerzen sind zumeist eine schnelle Steigerung des Trainingsumfangs sowie Mängel am Bewegungsablauf und Schuhwerk.

Therapeutisches Vorgehen

- **Sprunggelenk flossen (S. 41)**
- Übungen Zehenspitzenstand (S. 89) und Plantarmobilisation (S. 91) hintereinander durchführen
- Anlage entfernen, 1 Minute warten
- **Fascia cruris (Unterschenkelfaszie) flossen (S. 51)**
- Übungen Zehenspitzenstand (S. 89), Plantarmobilisation (S. 91), Knee to Wall (S. 93) und Halbmond (S. 97) hintereinander durchführen
- Anlage entfernen

Den gesamten Zyklus 2- bis 3-mal wiederholen.

Distorsion des Sprunggelenks

Umgangssprachlich als verstauchter Knöchel bezeichnet, treten diese Bänder- bzw. Kapselverletzungen im Sprunggelenk zumeist infolge von abrupten Fehlbelastungen wie einem Umknicken oder einem Schlag gegen das Gelenk auf. Dabei werden die Kollagenfasern stark überdehnt. Nicht zu verwechseln mit einer Verletzung des Syndesmosebands.

Therapeutisches Vorgehen

Bis zum 5. Tag nach der Verletzung: Diese Applikation lässt sich bis zu 4-mal pro Tag anlegen und dient der Reduzierung der Schwellung.

- **Sprunggelenk-Schwellungsapplikation flossen (S. 64)**
- Übung Zehenspitzenstand (S. 89) durchführen – und sich dabei festhalten –, damit das Gewebe nicht die volle Last tragen muss.

Den gesamten Zyklus 2- bis 4-mal wiederholen.

Tipp
Nach der Applikation das Bein zur Entlastung für 15 Minuten hochlegen.

Ab dem 6. Tag wie folgt vorgehen: 2-mal am Tag flossen. Insgesamt 2- bis 3-mal pro Woche.

- **Sprunggelenk-Schwellungsapplikation flossen (S. 64)**
- Übungen Allgemeine Gleitflächenmobilisation (S. 92), Wadenheben (S. 94), Tiefe Hocke (S. 96) und Vordere Kette im Ausfallschritt spannen (S. 98) hintereinander durchführen
- Anlage entfernen, 1 Minute warten
- **Fascia cruris (Unterschenkelfaszie) flossen (S. 51)**
- Übungen Wadenheben (S. 94) und Vordere Kette im Ausfallschritt spannen (S. 98) hintereinander durchführen
- Anlage erneut entfernen, 1 Minute warten
- **Kniegelenk infrapatellar flossen (S. 43)**
- Übungen Tiefe Hocke (S. 96) und Knieflexions-Gapping (S. 100) hintereinander durchführen

Den gesamten Zyklus 2- bis 4-mal wiederholen.

Fersensporn

Hier entsteht tatsächlich ein Sporn aus Knochenmaterial an der Ferse des Fußes und kann zu starken, stechenden Schmerzen führen. Auslöser dafür sind zumeist eine starke Beanspruchung der Plantarfaszie und die daraus entstehende Entzündung. Hierbei bildet der Körper die Knochensubstanz, die dann zum Fersensporn führt.

Therapeutisches Vorgehen

- **Sprunggelenk flossen (S. 41)**
- Übungen Zehenwelle (S. 88) und Zehenspitzenstand (S. 89) hintereinander durchführen
- Anlage entfernen, 1 Minute warten
- **Unterschenkel flossen (S. 51)**
- Übungen Zehenspitzenstand (S. 89), Wadenheben (S. 94) und Tiefe Hocke (S. 96) hintereinander durchführen
- Anlage entfernen

Den gesamten Zyklus 2- bis 3-mal wiederholen.

Plantarfasciitis

Hier handelt es sich um eine Entzündung der Plantarfaszie, die längs unter dem Fuß verläuft. Ihre Aufgabe ist es, das Fußgewölbe zu stabilisieren. Ausgelöst werden die Entzündungen hauptsächlich durch zu große mechanische oder falsche mechanische Belastungen.

Therapeutisches Vorgehen

- **Sprunggelenk-Schwellungsapplikation flossen (S. 64)**
- Übungen Bounces (S. 95), Zehenspitzenstand (S. 89), Dorsalmobilisation (S. 90), Plantarmobilisation (S. 91) und Wadenheben (S. 94) hintereinander durchführen – allerdings nach 2 Minuten auf die Pause achten und die Applikation abnehmen
- Anlage entfernen, 1 Minute warten
- **Fascia cruris (Unterschenkelfaszie) flossen (S. 51)**
- Übungen Bounces (S. 95), Zehenspitzenstand (S. 89), Dorsalmobilisation (S. 90), Plantarmobilisation (S. 91) und Wadenheben (S. 94) hintereinander durchführen – allerdings nach 2 Minuten auf die Pause achten und die Applikation abnehmen
- Anlage entfernen

Den gesamten Zyklus 2- bis 3-mal wiederholen.

Zwerchfelldysfunktion/Zwerchfellverspannung

Das Zwerchfell ist der wichtigste Atemmuskel. Allerdings gibt es einige Menschen, bei denen der Muskel beim Ausatmen nicht völlig »locker« ist und immer etwas unter Spannung steht. Störungen in diesem Bereich wirken sich auch auf die Oberkörperstatik, andere Organe sowie Muskeln und Faszien aus.

Therapeutisches Vorgehen

- **Thorax flossen (S. 48)**
- Übungen Atmung nach Meert (S. 133), Herabschauender Hund in die Kobra (S. 136), Katzenbuckel und Pferderücken (S. 137) sowie Torso-Twist (S. 134) hintereinander durchführen
- Anlage entfernen

Den gesamten Zyklus 3- bis 5-mal wiederholen.

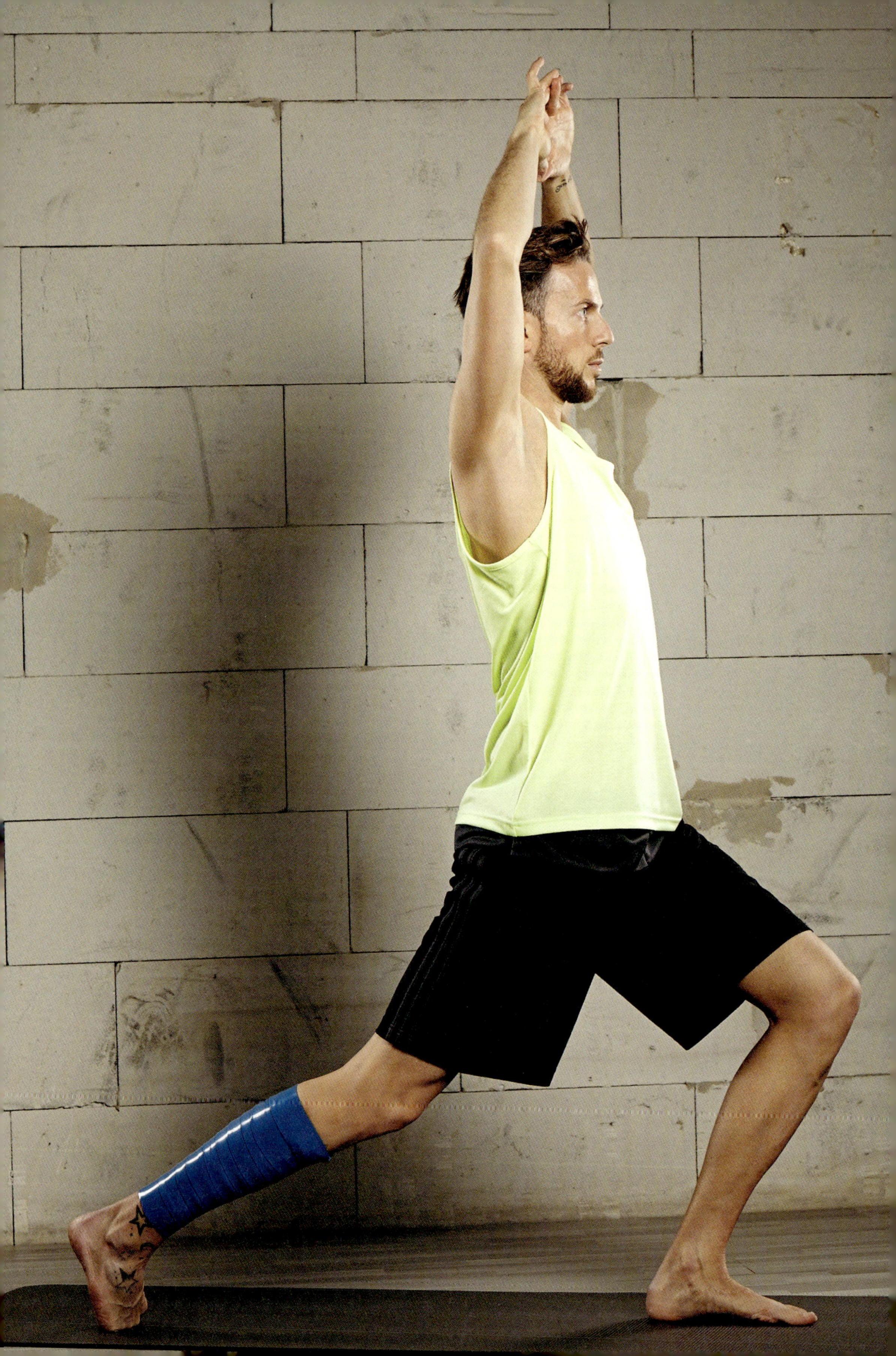

III.

Übungen und Workouts

Diese Übungen eignen sich hervorragend, um die Beweglichkeit der einzelnen Körperpartien zu verbessern und so leistungsfähiger zu werden und Verletzungen zu vermeiden. Wer spezielle Probleme mit bestimmten Bewegungsmustern hat oder Verletzungen therapieren will, sollte die Übungen jeden Tag machen. Als allgemeine Mobilitätsübungen sollten sie 2- bis 3-mal pro Woche absolviert werden.

Mobility-Übungen für das Flossing

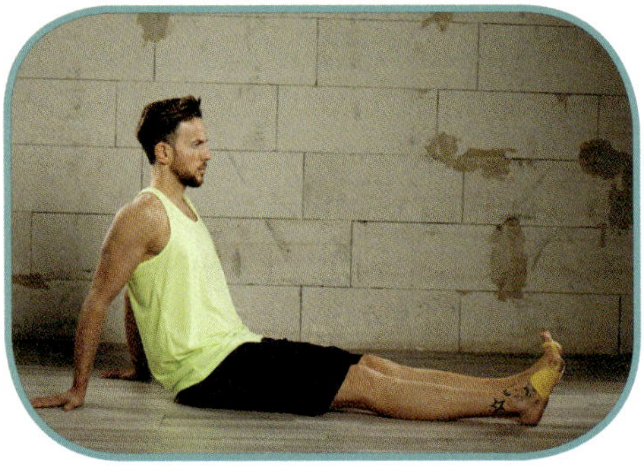

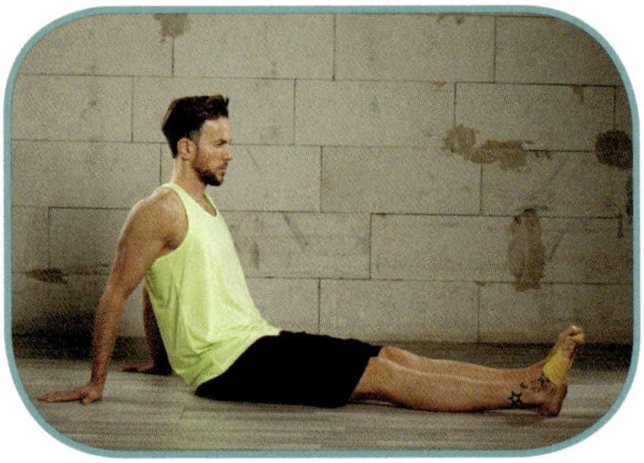

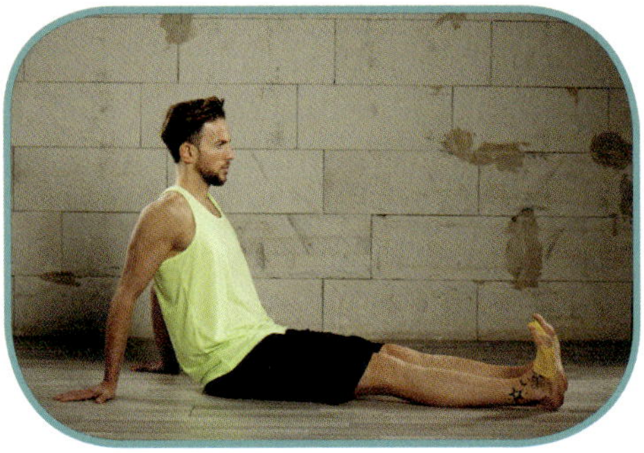

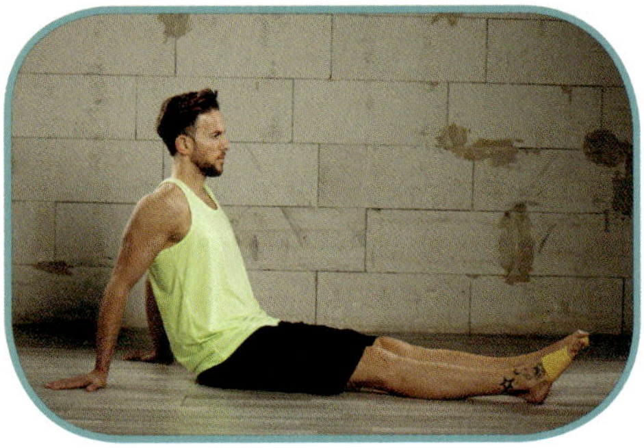

Zehenwelle

Verbessert die Fußmotorik. In Kombination mit dem Floss-Band und der Applikation Großzehe das geeignete Mobilisationstool.

Geeignete Applikation: Großzehe (S. 42)

- Auf den Boden setzen, Beine ausstrecken und Füße entspannen.
- Jetzt die Füße in Plantarflexion bringen, dafür den Fuß nach vorne strecken.
- Füße und Zehen wieder heranziehen.

8- bis 10-mal wiederholen.

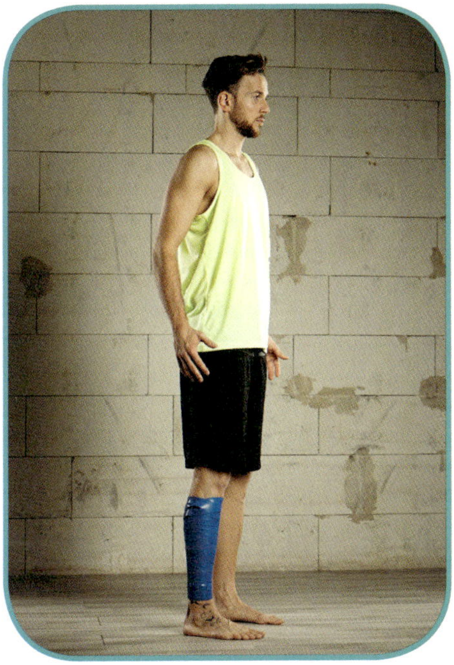
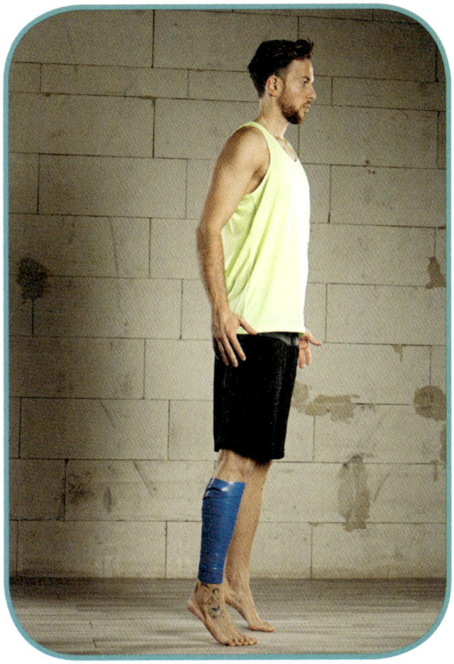

Zehenspitzenstand

Mobilisiert das Sprunggelenk und befreit die Fascia cruris von Restriktionen.

Geeignete Applikationen: Sprunggelenk (S. 41), Fascia cruris (S. 51), Großzehe (S. 42)

- Aufrecht hinstellen, sodass Sprunggelenk, Kniegelenk, Hüftgelenk eine Linie bilden.
- Nun in den Zehenspitzenstand gehen und die Position 2 Sekunden halten, danach wieder absinken.
- Die Übung noch mit der Atmung koppeln. Einatmen beim Hochgehen, ausatmen beim Absenken.

10- bis 12-mal wiederholen.

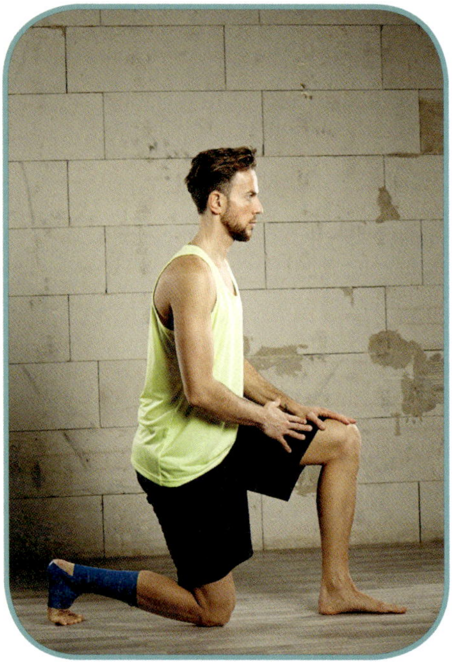

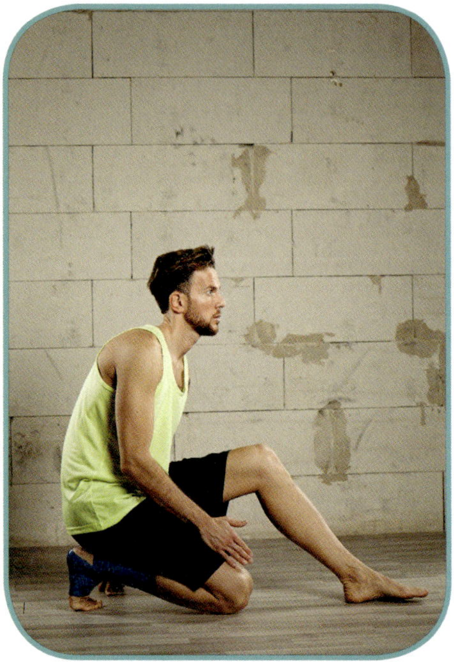

Dorsalmobilisation

Verbessert die Gleitfähigkeit der Fascia cruris und der Plantarfaszie, auf Gelenkebene die Dorsalextension in Großzehe und Sprunggelenk.

Geeignete Applikationen: Großzehe (S. 42), Sprunggelenk (S. 41)

- In den Kniestand begeben und das nicht geflosste Bein im rechten Winkel vor dem Körper aufstellen.
- Den Fuß des geflossten Beines aufsetzen wie ein Sprinter im Startblock, das heißt auf den Fußballen abstützen. Die Position mit den Händen auf dem vorderen Oberschenkel abstützen.
- Jetzt Oberkörper und Gesäß absenken und mit dem Po die Ferse des geflossten Beines berühren, anschließend in die Ausgangsposition zurückkehren.

1 bis 2 Minuten lang immer wieder in die Endposition hineinfedern – Po zur Ferse.

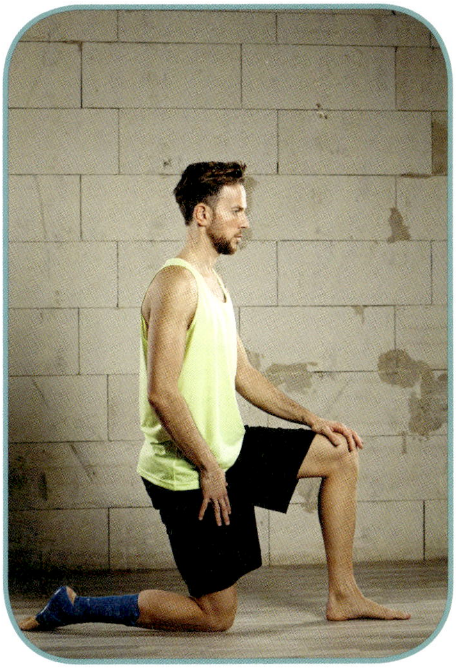

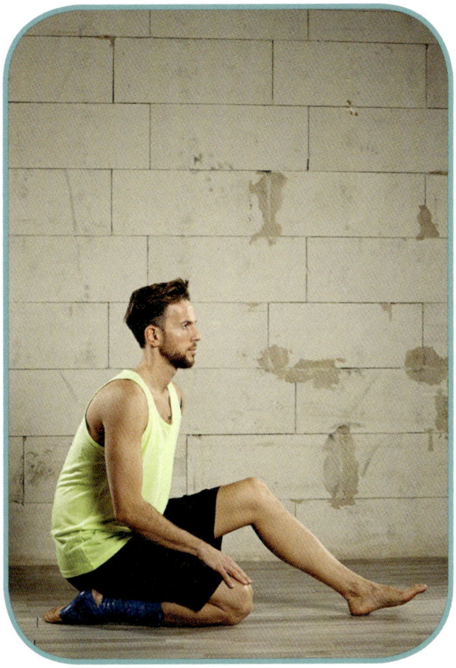

Plantarmobilisation

Verbessert die Faszienmechanik des Unterschenkels im Bereich der vorderen Kette, auf Gelenkebene werden Sprunggelenk und Großzehe in Plantarflexion mobilisiert.

Geeignete Applikationen: Großzehe (S. 42), Sprunggelenk (S. 41), Fascia cruris (S. 51)

- In den Kniestand begeben und das nicht geflosste Bein im rechten Winkel vor dem Körper aufstellen.
- Den Fuß des geflossten Beines gestreckt nach hinten ablegen, das heißt mit dem Fußrücken am Boden. Die Position mit den Händen auf dem vorderen Oberschenkel abstützen.
- Jetzt Oberkörper und Gesäß absenken und mit dem Po die Ferse des geflossten Beines berühren. Über leichtes Federn die Fußstreckung für die Plantarmobilisation verbessern, anschließend in die Ausgangsposition zurückkehren.
- Bei dieser Übung kann es zu leichten neuronalen Reaktionen im Fuß kommen, da die Nervenstrukturen unter Zug gesetzt werden.

8- bis 10-mal wiederholen.

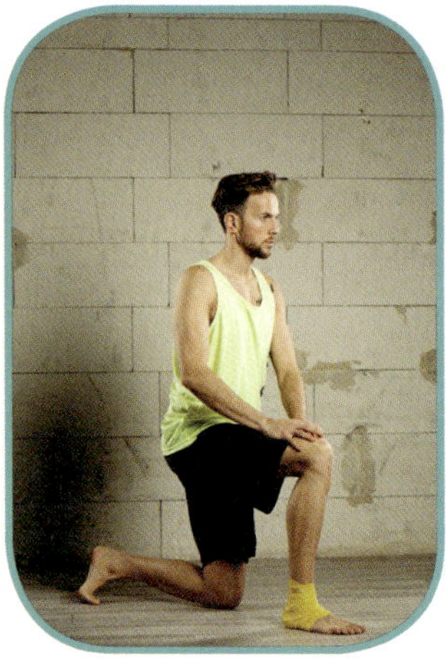 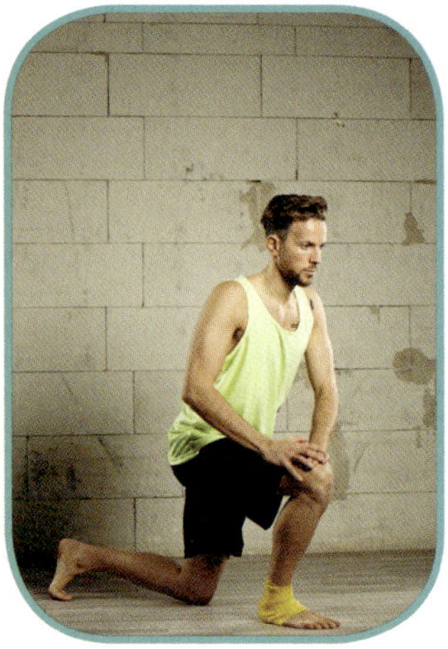 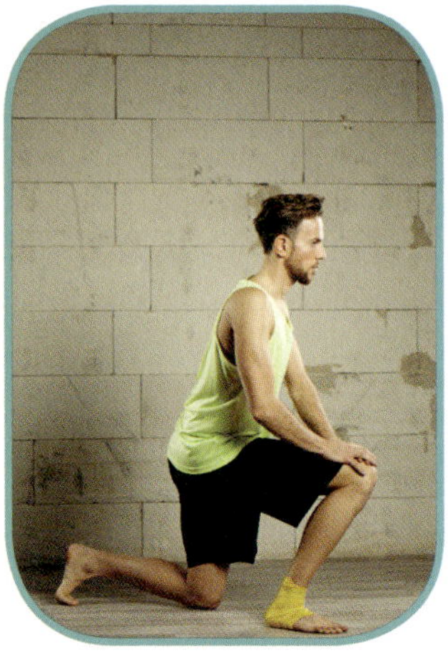

Allgemeine Gleitflächenmobilisation

Verbessert die Mobilität des Sprunggelenks in allen Ebenen.

Geeignete Applikation: Sprunggelenk (S. 41)

- In den Kniestand gehen und das Bein mit dem geflossten Sprunggelenk nach vorne anwinkeln.
- Das andere Bein nach hinten ablegen, die Zehen aufstellen.
- Das vordere Knie so weit wie möglich nach vorne schieben, allerdings darauf achten, dass der rechte Winkel zwischen Oberschenkel und Unterschenkel bestehen bleibt.
- Nun Halbkreise von links nach rechts mit dem Knie ziehen, dabei bleibt die Ferse fest am Boden.

1 bis 2 Minuten lang durchführen.

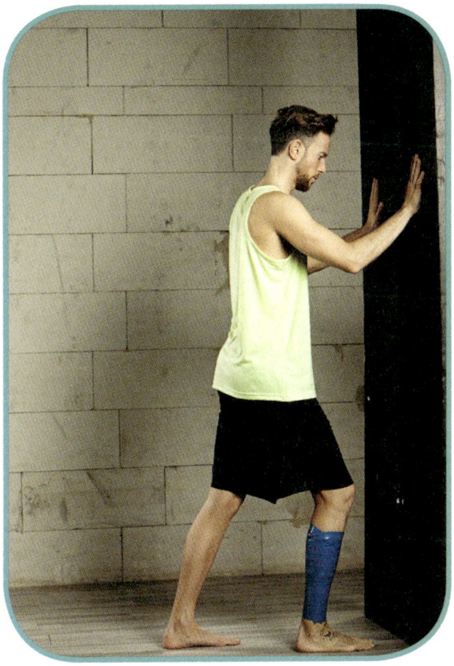
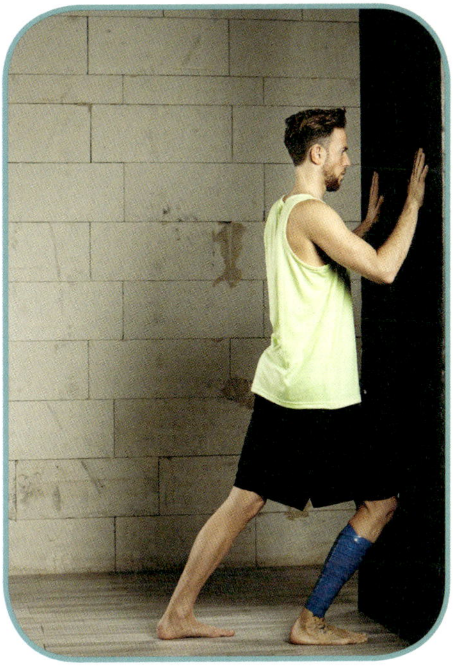

Knee to Wall

Optimiert die Faszienmechanik der Unterschenkelrückseite.

Geeignete Applikationen: Fascia cruris (S. 51), Sprunggelenk (S. 41)

- Mit Blickrichtung zu einer Wand aufstellen und mit dem geflossten Bein einen Ausfallschritt nach vorne bis knapp vor die Wand machen.
- Nun das vordere Knie so weit möglich zur Wand schieben, ohne dass die Ferse abhebt.

1 bis 2 Minuten in diese Position hineinfedern. Ein leichter Zug sollte dabei im unteren Abschnitt der myofaszialen Strukturen zu spüren sein.

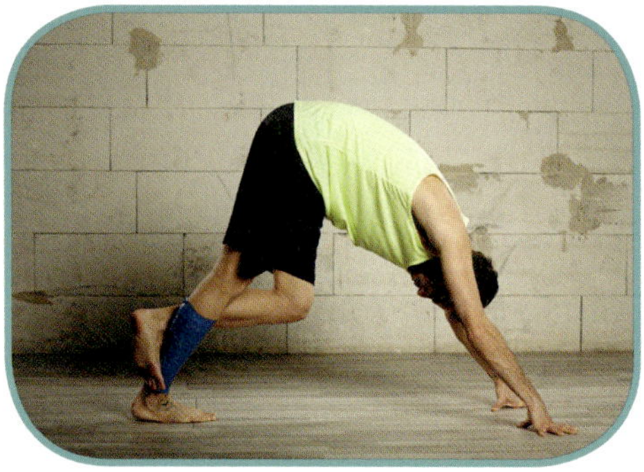

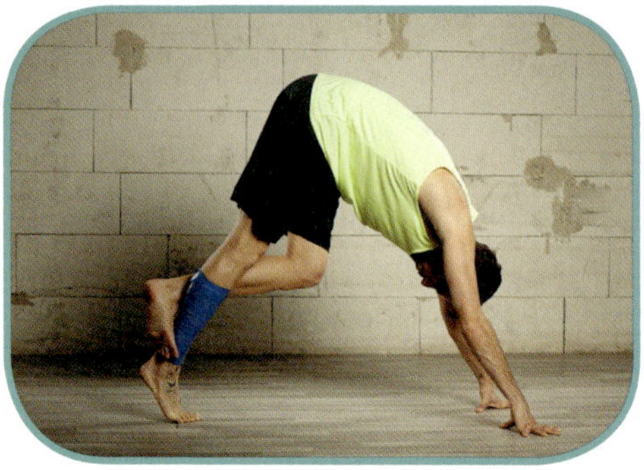

Wadenheben

Mobilisiert die oberflächliche Rückenlinie (siehe S. 15).

Geeignete Applikationen: Sprunggelenk (S. 41), Fascia cruris (S. 51)

- In den Unterarmstütz begeben und die Beine so nah zu den Händen bringen, dass Zug auf der hinteren Kette wie Waden und hintere Oberschenkelmuskulatur verspürt wird.
- Das Gesäß ist maximal angehoben, sodass der Körper ein umgekehrtes V bildet. Im Yoga heißt diese Position Herabschauender Hund.
- Das geflosste Bein bleibt gerade stehen, das nicht geflosste Bein wird um das Standbein geschlungen.
- Nun die Ferse des geflossten Beines vom Boden abheben und auf die Zehenspitzen gehen. Danach wieder in die Ausgangsposition zurückkehren. Diese Bewegung leicht federnd durchführen.

10 bis 15 Wiederholungen, danach 15 Sekunden Pause.
Dann wieder die Repetitionen; Dauer insgesamt 3 mal 2 Minuten.

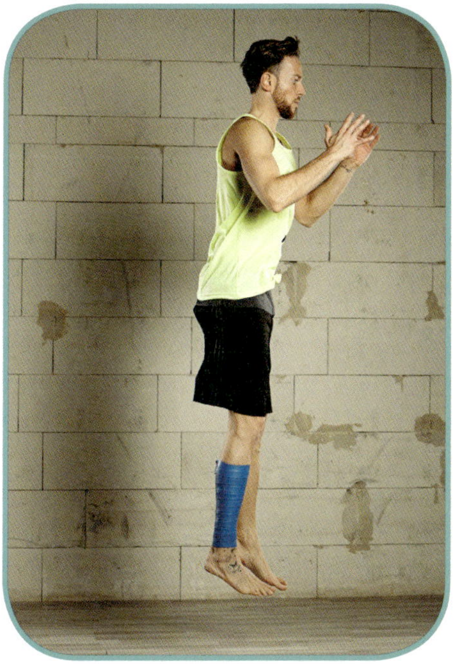

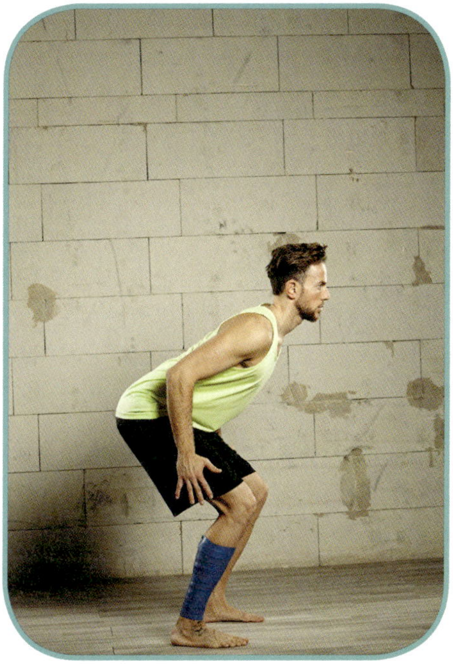

Bounces

Mit diesen Sprüngen lassen sich das Sprunggelenk und die Fascia cruris mobilisieren. Auch als Startübung für Mobility-Workouts geeignet.

Geeignete Applikationen: Sprunggelenk (S. 41), Fascia cruris (S. 51)

- Auf der Stelle hochspringen. Dabei kommt der Impuls aus dem Vorfuß.
- Leichte Hopser machen, bei denen die myofaszialen Strukturen im Unterschenkel die Landung immer wieder abfedern.
- Versuchen, die Landung möglichst geräuschfrei durchzuführen.

1 bis 2 Minuten lang wiederholen.

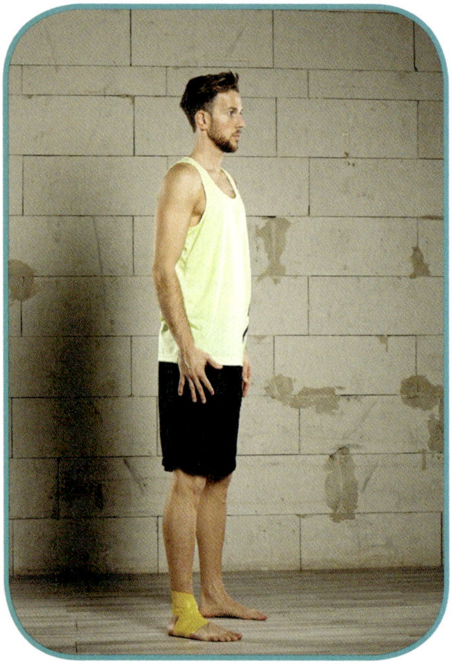

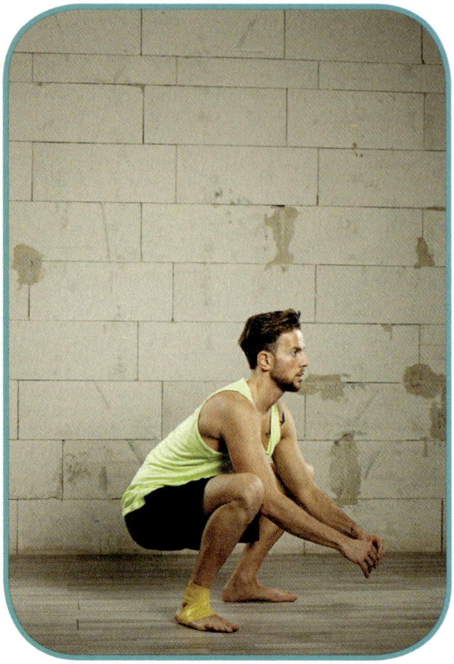

Tiefe Hocke

Verbessert die Mobilität im Bereich Sprunggelenk und Knie.

Geeignete Applikationen: Sprunggelenk (S. 41), Knie all-in (S. 45)

- Aufrechter Stand, Beine etwa schulterbreit auseinanderstellen. Die Füße zeigen leicht nach außen.
- Die Arme nach vorne ausstrecken. Daumen zeigen nach oben.
- Po leicht nach hinten schieben und dabei so weit wie möglich in die tiefe Hocke gehen.
- Die Fersen bleiben fest am Boden.
- Den Rücken gerade halten, indem der Brustkorb nach vorne oben geschoben wird.
- Die Knie nicht über die Zehenspitzen nach vorne schieben.
- In der Hocke 1 bis 2 Sekunden verweilen, dann zurückkehren in die Ausgangsposition.

10- bis 12-mal wiederholen.

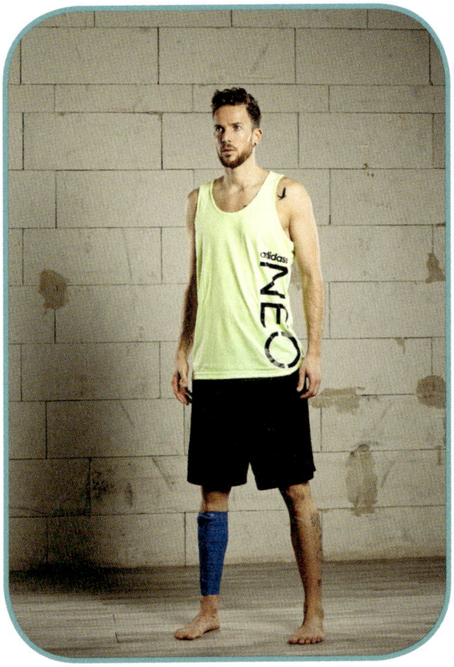

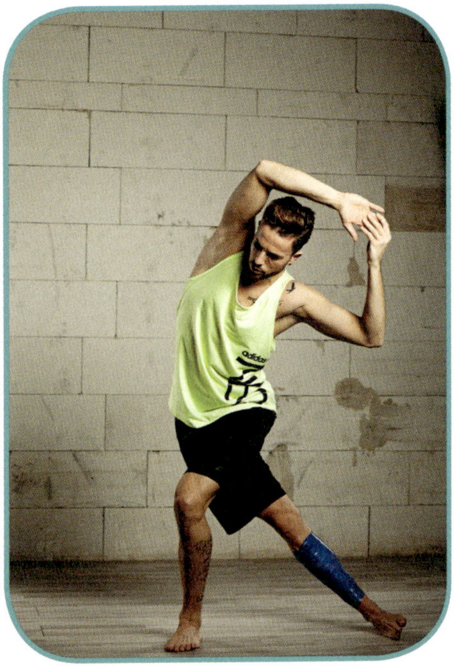

Halbmond

Verbessert die Faszienmechanik im Bereich der Laterallinie (siehe S. 15).

Geeignete Applikationen: Fascia cruris (S. 51), Fascia lata (S. 52)

- Aufrechter Stand, Beine etwa schulterbreit auseinanderstellen. Die Füße zeigen leicht nach außen.
- Arme nach oben Richtung Decke strecken.
- Mit dem geflossten Bein einen Schritt nach hinten machen und das vordere Bein hinter dem Körper überkreuzen. Den Fuß auf die Außenkante setzen.
- Zuletzt den Arm der zu mobilisierenden Seite herüberziehen, sodass die Silhouette des Körpers einen Halbmond ergibt.
- Endposition mit einer tiefen Einatmung kombinieren. Dadurch kommt noch mehr Spannung in die Laterallinie (siehe S. 15), weil sich durch die tiefe Einatmung der Brustkorb weitet.
- Danach in die Ausgangsposition zurückkehren

8- bis 10-mal wiederholen.

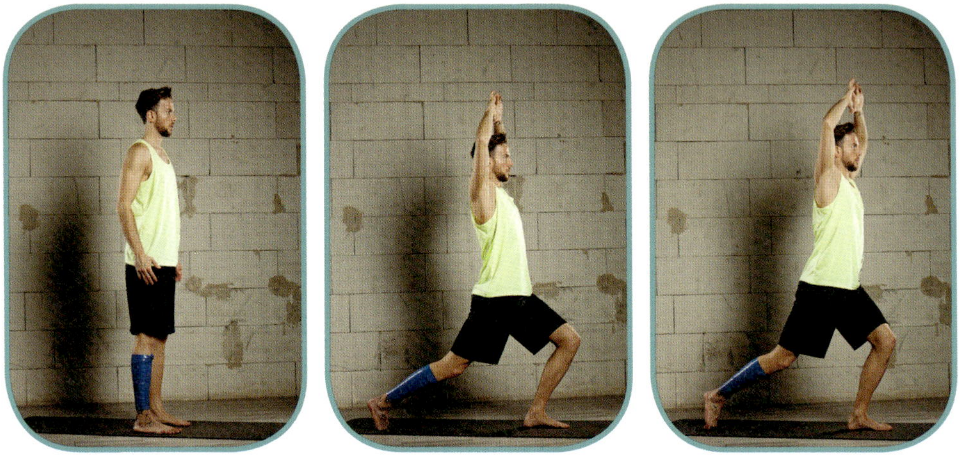

Vordere Kette im Ausfallschritt spannen

Optimiert die Faszienmechanik im Bereich der oberflächlichen und tiefen Rückenlinie (siehe S. 15).

Geeignete Applikationen: Sprunggelenk (S. 41), Fascia cruris (S. 51)

- Aufrecht und stabil hinstellen. Die Füße stehen schulterbreit auseinander.
- Mit dem nicht geflossten Bein einen Ausfallschritt nach vorne machen. Dabei die Arme vor dem Körper nach oben führen und ausstrecken.
- Das zu mobilisierende Bein hinten über den Fußspann ablegen.
- Jetzt die vordere Kette und den Unterschenkel auf Spannung bringen, indem der Fußspann in den Boden gedrückt wird.
- Die Knie nach innen und außen drehen, um über die Innen- und Außenrotation der Hüfte die Spannung zu variieren. Über die Rotation lässt sich der Grad der Spannung in der vorderen Kette variieren.

8- bis 10-mal wiederholen.

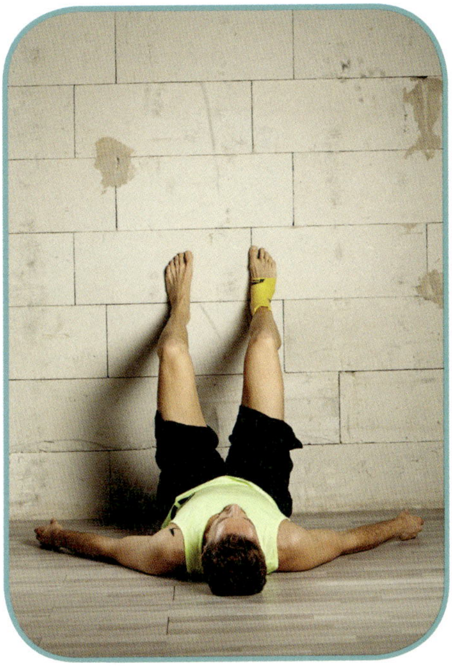

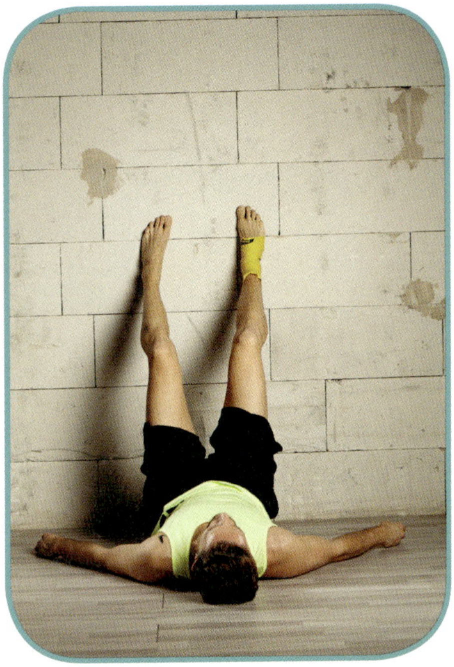

Wandlauf

Verbessert die Faszienmechanik im anterioren Bereich der Fascia cruris, auf Gelenkebene die Mobilität des Sprunggelenks.

Geeignete Applikationen: Sprunggelenk (S. 41), Fascia cruris (S. 51)

- Auf den Rücken legen und Hüfte und Knie im 90-Grad-Winkel gegen die Wand stellen.
- Die Füße flach gegen die Wand drücken.
- Langsam mit den Zehen so weit nach oben klettern, wie Kontakt zur Wand gehalten werden kann.
- In die Ausgangsstellung zurückkehren.

8- bis 10-mal wiederholen.

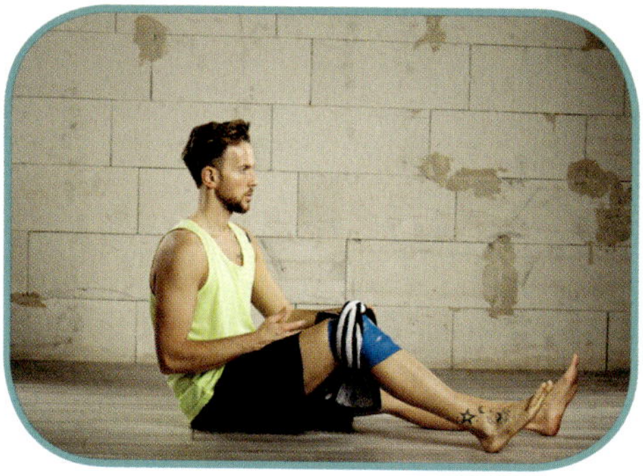

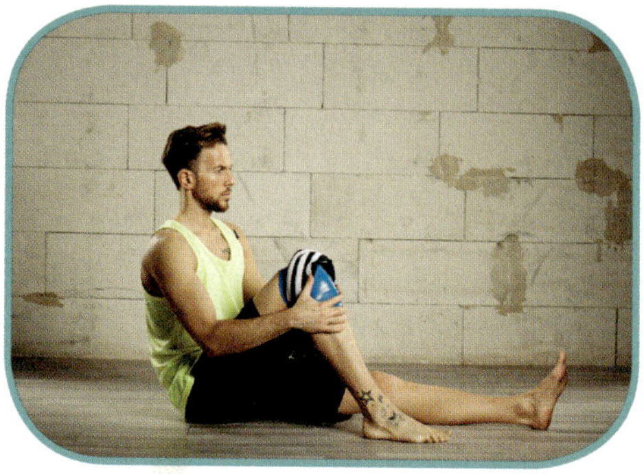

Knieflexions-Gapping

Verbessert die Beugeeigenschaft der Knie.

Geeignete Applikation: Knie all-in (S. 45)

- Auf den Boden setzen, die Beine sind leicht angewinkelt.
- Ein Handtuch in der geflossten Kniekehle platzieren.
- Nun das geflosste Bein heranziehen – ohne dass das Handtuch aus der Kniekehle fällt –, um Druck von hinten auf die Kniegelenksstrukturen zu geben.
- In der Endposition wird durch den Druck über das Handtuch hinten und vorne auf die myofaszialen Strukturen des Kniegelenks ausgeübt.
- Heranziehen und Lösen – je nach persönlichem Empfinden den Druck variieren.

8- bis 10-mal wiederholen.

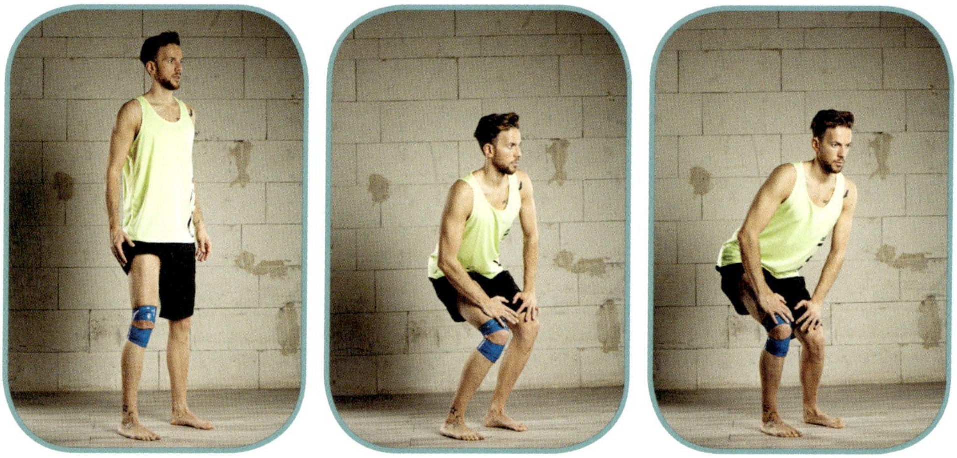

Skihocke

Verbessert die allgemeine Kniemechanik. In Kombination mit dem Floss-Band lassen sich die myofaszialen Strukturen im Knie mobilisieren.

Geeignete Applikation: Knie all-in (S. 45)

- Aufrecht und stabil hinstellen. Die Füße stehen schulterbreit auseinander.
- Den Po leicht nach hinten schieben und dabei langsam und kontrolliert in die Ski- bzw. Abfahrtshocke gehen.
- Die Hände auf die Oberschenkel legen und im Wechsel links und rechts über die Fußspitzen mit beiden Knien federn – indem man die Knie abwechselnd nach links und rechts schiebt.

Übung 1 bis 2 Minuten lang wiederholen.

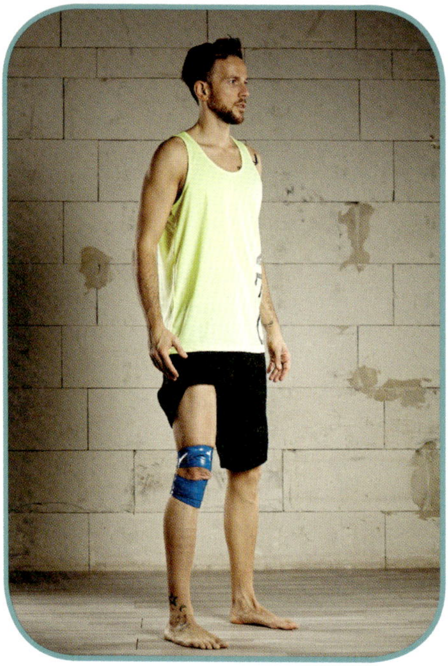

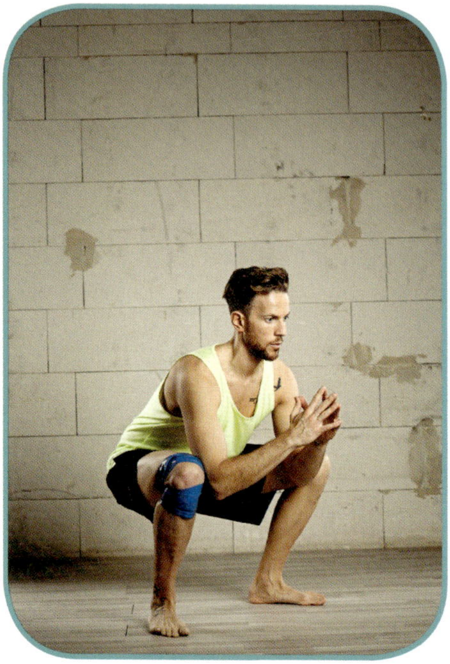

Sumo-Squat

Optimiert die komplette Range of Motion (Bewegungsumfang) in Hüfte, Knie und Sprunggelenk. In Kombination mit dem Floss-Band wird die Faszienmechanik verbessert.

Geeignete Applikationen: Kniegelenk – parapatellare Applikation (S. 44), Oberschenkel (S. 63)

- Aufrechten breitbeinigen Stand einnehmen. Die Füße sind nach außen gedreht.
- Becken bzw. Po kontrolliert nach hinten schieben und tief in die Hocke gehen.
- Dabei die Arme angewinkelt vor den Körper führen.
- Den Rücken gerade halten und immer wieder in die Ausgangsposition zurückkommen.

8- bis 10-mal wiederholen und am unteren Ende der Bewegung in die Endposition des Sumo-Squat hineinfedern.

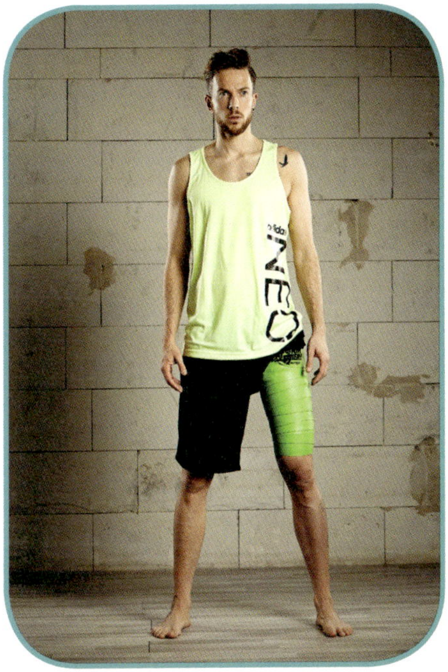 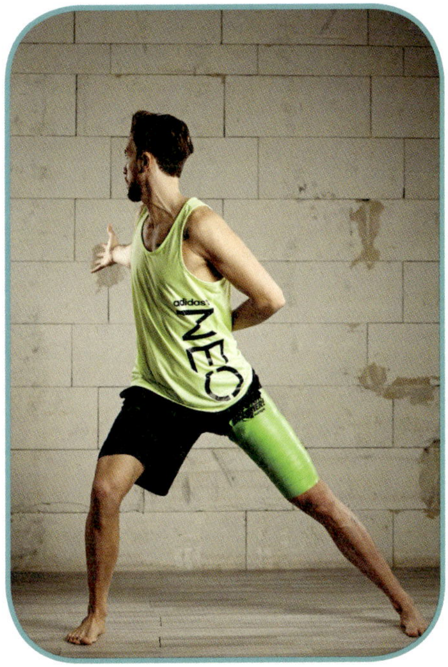

Seitschritte

Mobilisieren das Hüftgelenk. Auf myofaszialer Ebene verbessert sich die Faszienmechanik der funktionalen und tiefen Frontallinie.

Geeignete Applikationen: Fascia lata (S. 52), Hüftgelenk (S. 46)

- Aufrechten breitbeinigen Stand einnehmen. Einen Ausfallschritt mit dem geflossten Bein zur Seite machen, dabei den Oberkörper aufrecht und den Rücken gerade halten.
- Das Gesäß wird nach hinten geschoben. Darauf achten, dass beide Fußspitzen nach vorne zeigen.
- Den Oberkörper in Verlängerung der Beinachse mit dem gegenüberliegenden Arm aufdrehen.
- In die Ausgangsposition zurückkehren.

8- bis 10-mal wiederholen.

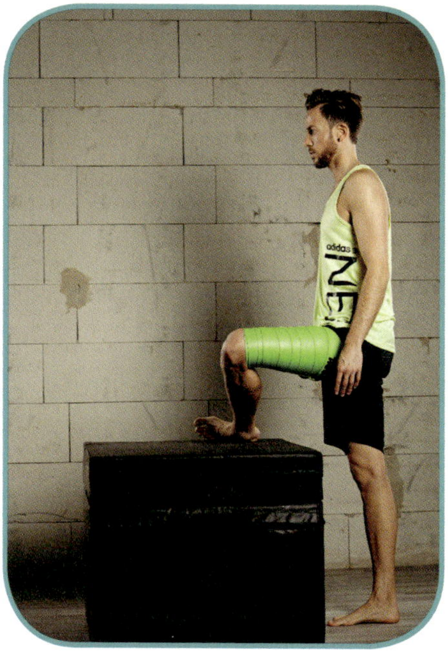

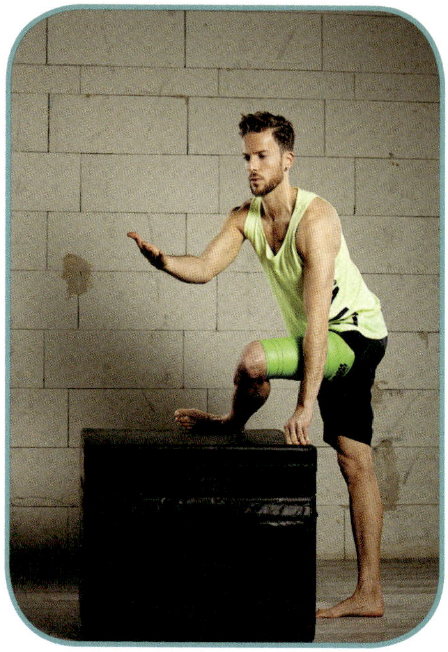

Slider für Fascia lata

Unterstützt die Lenden-Becken-Hüft-Region und verbessert die Faszienmechanik der funktionellen Rückenlinie.

Geeignete Applikationen: Fascia lata (S. 52), Hüftgelenk (S. 46), Lenden-Becken-Hüft-Region (S. 49)

- Im hüftbreiten Stand vor einen Stuhl oder Tisch stellen.
- Das geflosste Bein angewinkelt hüfthoch auf den Stuhl oder Tisch legen.
- Die gegenüberliegende Hand wie ein Kellner diagonal nach vorne oben führen und hierbei den Oberkörper gegen den Unterkörper verdrehen.
- In die Ausgangsposition zurückkehren.

8- bis 10-mal wiederholen.

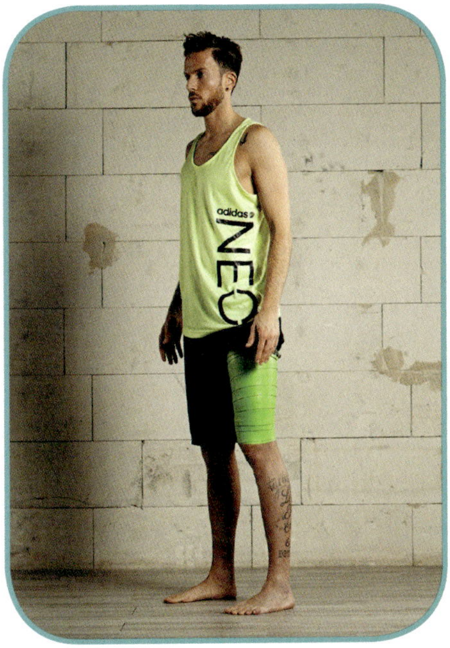

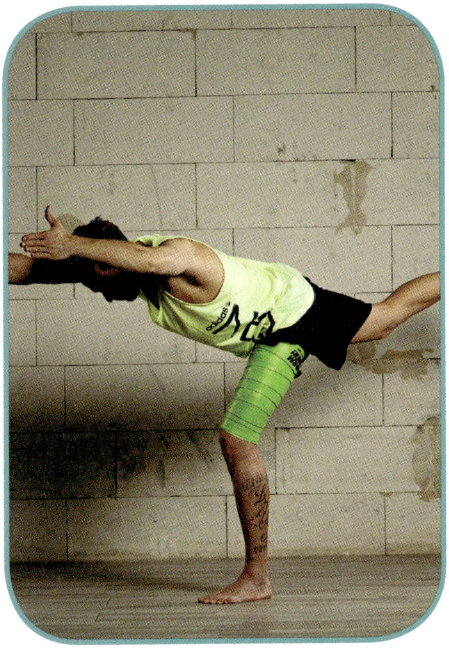

Standwaage

Verbessert die Faszienmechanik auf der Beinrückseite. In Kombination mit dem Floss-Band werden Restriktionen gelöst.

Geeignete Applikation: Fascia lata (S. 52)

- Im hüftbreiten Stand aufrecht hinstellen. Das nicht geflosste Bein leicht vom Boden abheben.
- Das geflosste Standbein befindet sich unter dem Körperschwerpunkt und ist leicht gebeugt.
- Die Arme nach vorne ausstrecken und den Oberkörper absenken, bis er sich parallel zum Boden befindet.
- Gleichzeitig das gestreckte geflosste Bein vom Boden lösen und so weit anheben, dass es mit dem Rumpf eine Linie bildet.
- Es entsteht Zug auf die hintere Kette des geflossten Beines.
- In die Ausgangsposition zurückkehren.

8- bis 10-mal wiederholen.

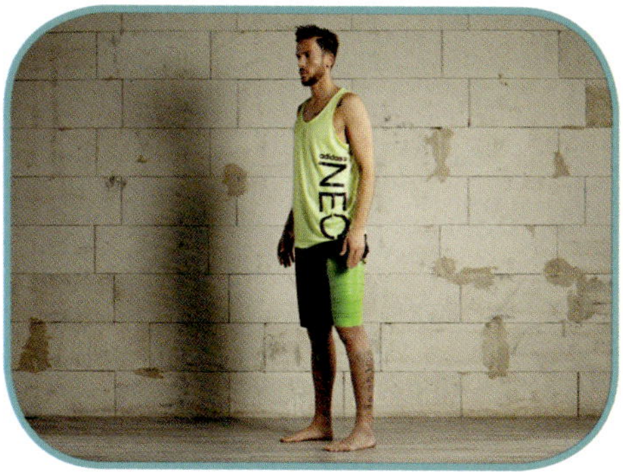

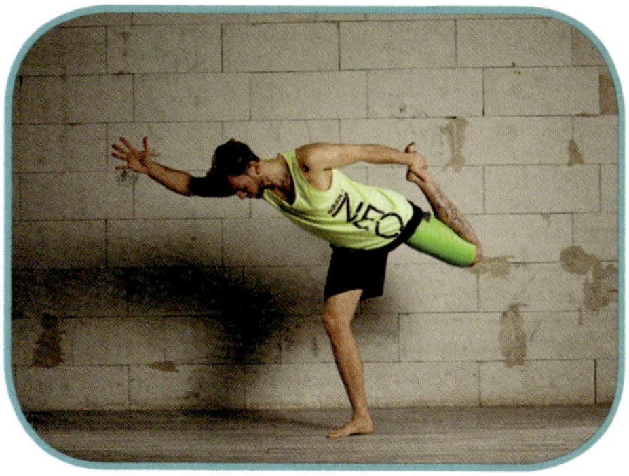

Superman

Mobilisiert die Hüfte und optimiert die Faszienmechanik der Frontallinie.

Geeignete Applikationen: Fascia lata (S. 52), Hüftgelenk (S. 46)

- Im hüftbreiten Stand aufrecht hinstellen und dabei den Brustkorb gerade halten.
- Das geflosste Bein nach hinten anwinkeln, mit der Hand der gleichen Seite am Fußrücken anfassen und die Ferse zum Gesäß führen.
- Jetzt den Oberkörper in Vorlage bringen und den anderen Arm nach vorne auf Kopfhöhe anheben.
- Wieder in die Ausgangsposition zurückkehren.

8- bis 10-mal wiederholen.

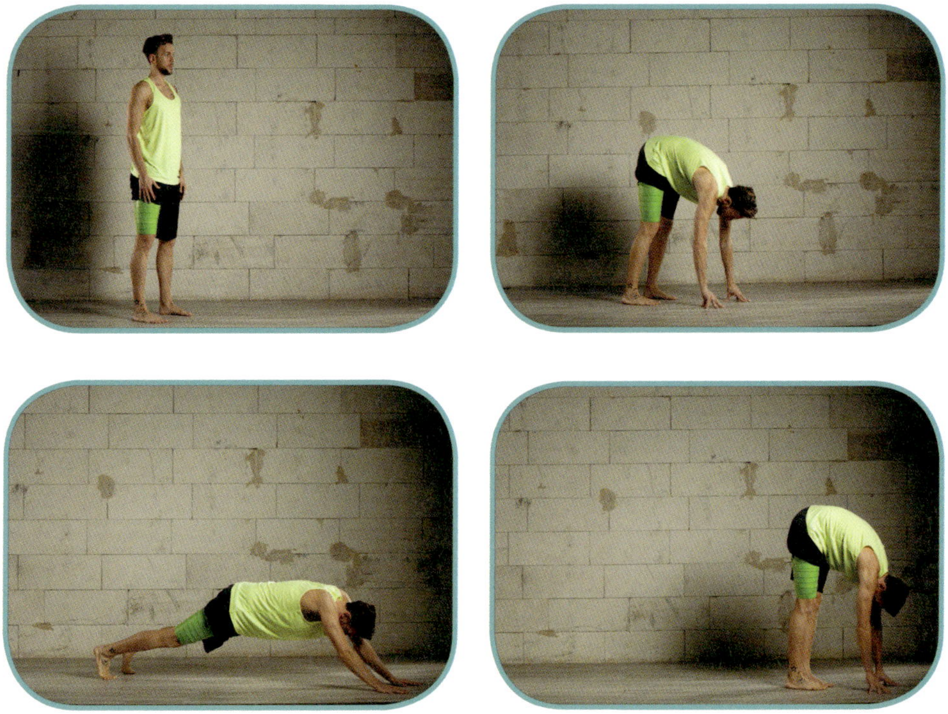

Handlauf

Verbessert die Faszienmechanik der oberflächlichen Rückenlinie.

Geeignete Applikationen: Fascia lata (S. 52), Fascia cruris (S. 51)

- Im hüftbreiten Stand aufrecht hinstellen.
- Den Oberkörper beugen und die Hände auf dem Boden platzieren, die Fingerspitzen zeigen nach vorne.
- Anschließend mit den Händen so weit nach vorn gehen, dass das Gleichgewicht noch gehalten werden kann. Der Kopf sollte eine Linie mit der Wirbelsäule bilden.
- Jetzt mit den Füßen in Richtung Hände laufen, bis ein Zug im Bereich der Waden und Achillessehnen verspürt wird. Dabei das Gesäß in die Höhe strecken.
- Spannung halten und wieder mit den Händen nach vorne wandern.

8- bis 10-mal wiederholen.

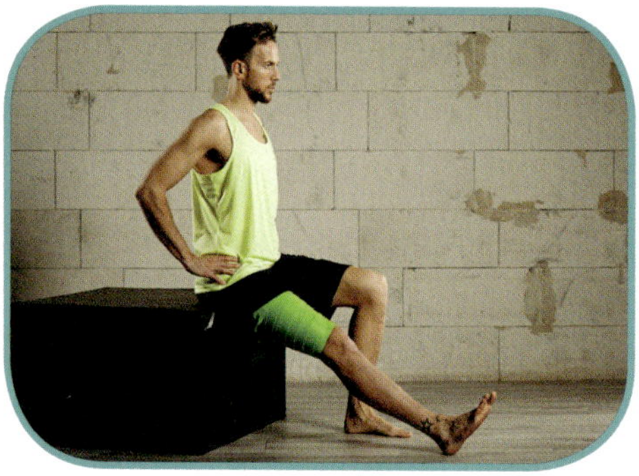 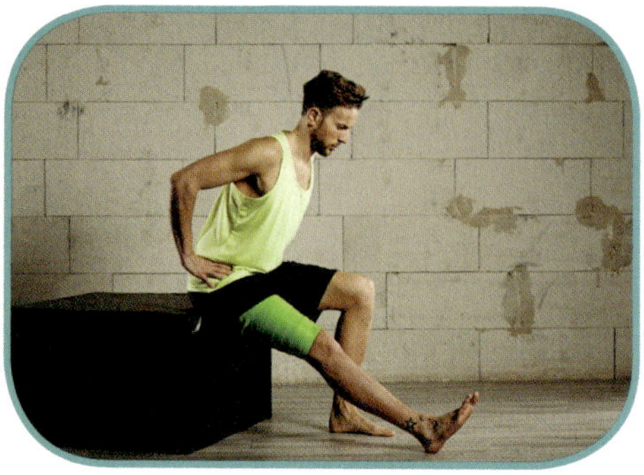

Langsitzmobilisation

Optimiert die Neurodynamik für den N. ischiadicus.

Geeignete Applikationen: Fascia lata (S. 52), Fascia cruris (S. 51)

- Auf einen Stuhl setzen, die Beine im rechten Winkel aufstellen und den Oberkörper gerade halten.
- Das geflosste Bein gestreckt nach vorne bringen, lediglich die Ferse hat Kontakt zum Boden.
- Den Oberköper weiterhin aufrecht halten und nach vorne beugen, bis Zug auf der Oberschenkelrückseite spürbar ist.

8- bis 10-mal in diese Bewegung hineinfedern.

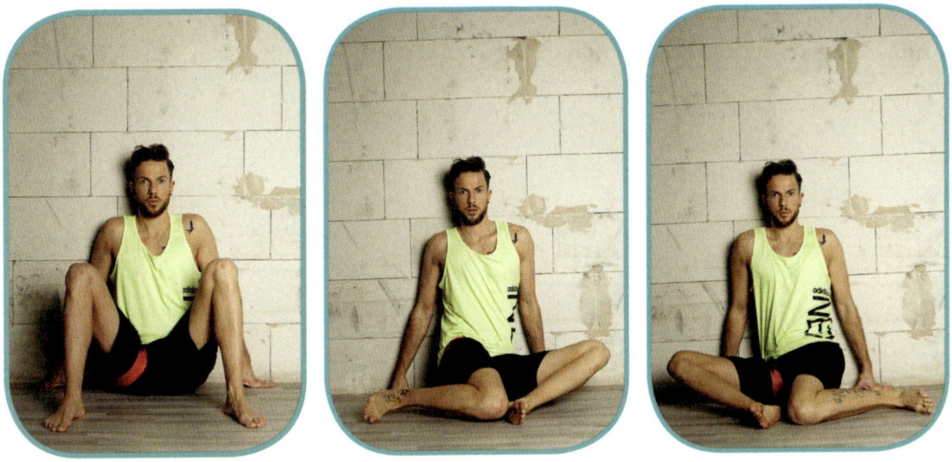

Scheibenwischer

Erhöht die Hüftmobilität.

Geeignete Applikation: Hüftgelenk (S. 46)

- Mit aufgerichteter Wirbelsäule an eine Wand setzen. Die Beine etwas mehr als hüftbreit voneinander entfernt aufstellen und die Fersen nahe zum Gesäß bringen.
- Mit den Armen seitlich neben dem Körper abstützen.
- Die Knie im Wechsel nach links und rechts ablegen. Die Bewegung kommt aus der Hüfte. Das geflosste und das nicht geflosste Bein rotieren im Wechsel mal nach innen und mal nach außen.

8- bis 10-mal wiederholen.

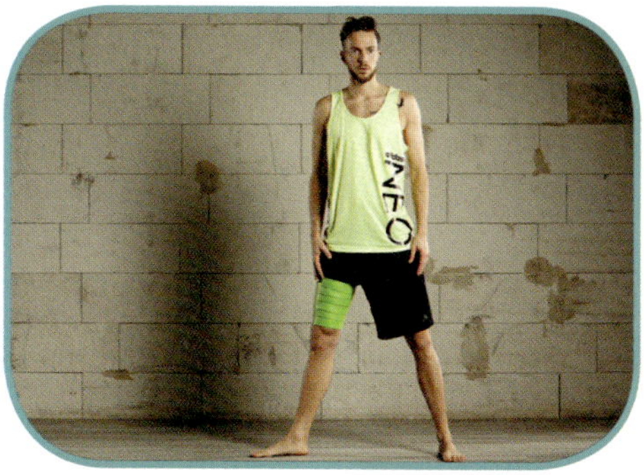

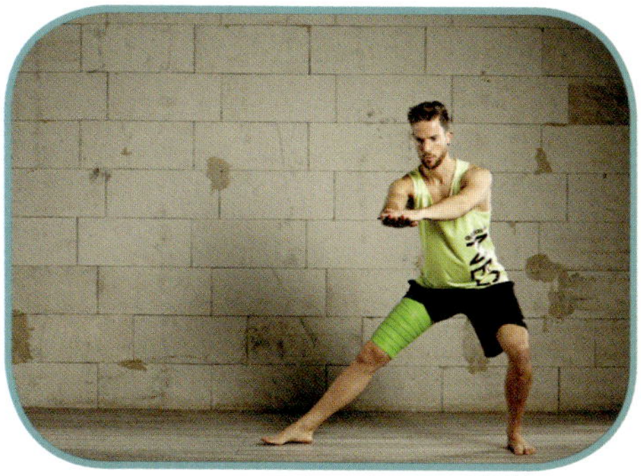

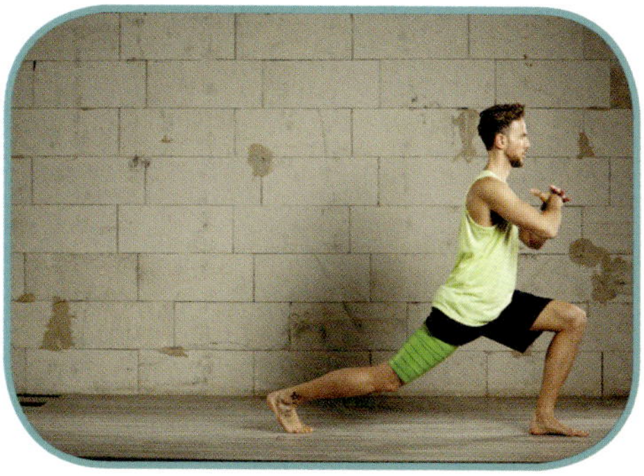

Fechterdehnung

Verbessert gezielt die Faszienmechanik im Bereich der Hüfte.

Geeignete Applikationen: Hüftgelenk (S. 46), Fascia lata (S. 52)

- Aufrechter Stand, Beine etwa schulterbreit auseinanderstellen.
- Das geflosste Bein einen Schritt zur Seite stellen und den Fuß um 90 Grad nach außen drehen, sodass dieser vom Körper weg zeigt.
- Das Gewicht auf das nicht geflosste Bein verlagern, das Becken bzw. den Po nach hinten schieben und in die Hocke gehen. Dabei die Arme nach vorne ausstrecken.
- Knie und Fußspitze des nicht geflossten Beines bilden eine senkrechte Linie.
- Nun den Oberkörper zur Seite des nicht geflossten Beines drehen. Die Füße drehen sich mit und der hintere Fuß wird aufgestellt. Dies dient der Hüftöffnung.
- In die Ausgangsposition zurückkommen.

8- bis 10-mal wiederholen.

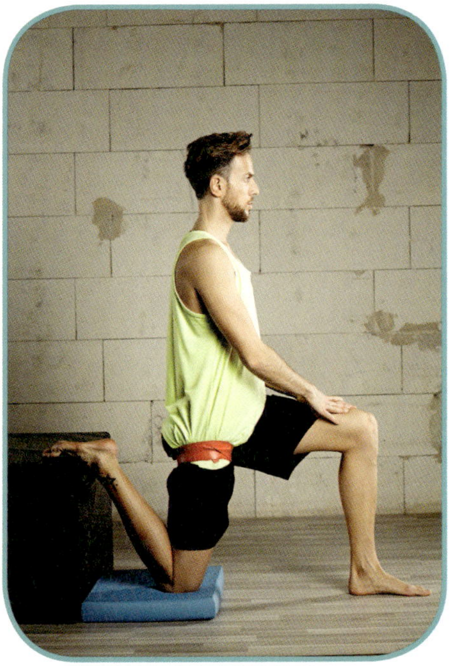 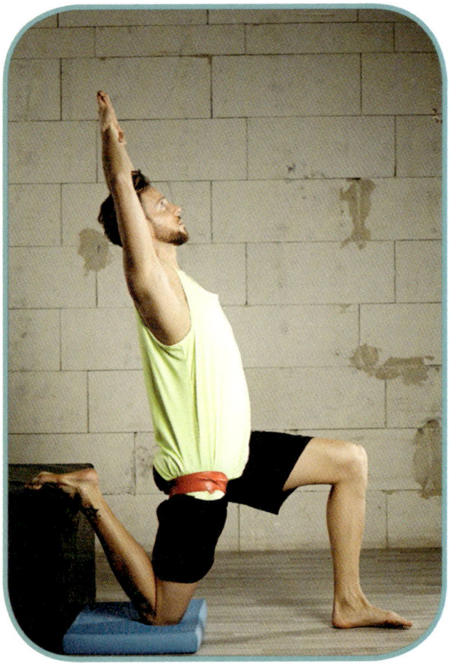

Couch-Stretch

Optimiert die Faszienmechanik der oberflächlichen und tiefen Frontallinie.

Geeignete Applikationen: Fascia lata (S. 52), Hüftgelenk (S. 46)

- Vor einem Hocker auf einer Auflage in den halben Kniestand gehen. Das vordere Bein ist im 90-Grad-Winkel vor dem Körper aufgestellt.
- Das geflosste Bein mit dem Spann auf dem Hocker ablegen, das Knie hat Kontakt zum Boden.
- Oberkörper gerade halten und Arme nach oben strecken.
- Dann aus der Spannung herausgehen; dafür die Arme herunternehmen und den Oberkörper leicht in Vorlage bringen.

8- bis 10-mal wiederholen.

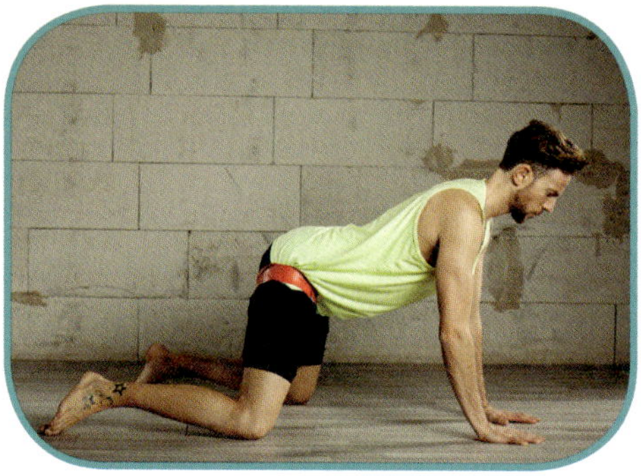 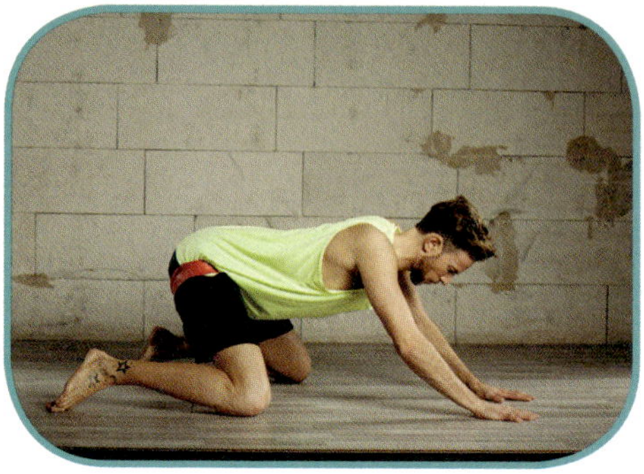

Gespreizter Vierfüßler

Dient der Hüftöffnung im Bereich der Adduktoren.

Geeignete Applikation: Hüftgelenk (S. 46)

- In den Vierfüßlerstand gehen. Die Hände sind unter den Schultern und die Knie etwas mehr als hüftbreit auseinander.
- Die Bauchmuskulatur anspannen und den Bauchnabel zur Wirbelsäule ziehen. So wird die vordere Kette vorgespannt.
- Das Becken nach hinten schieben.
- Wieder in die Ausgangsposition zurückkommen.
- Passen Sie den Bewegungsablauf Ihrer Atmung an, indem Sie ausatmen, wenn Sie das Becken nach hinten bewegen, und einatmen, wenn Sie es nach vorne schieben.

Übung 1 bis 2 Minuten lang durchführen.

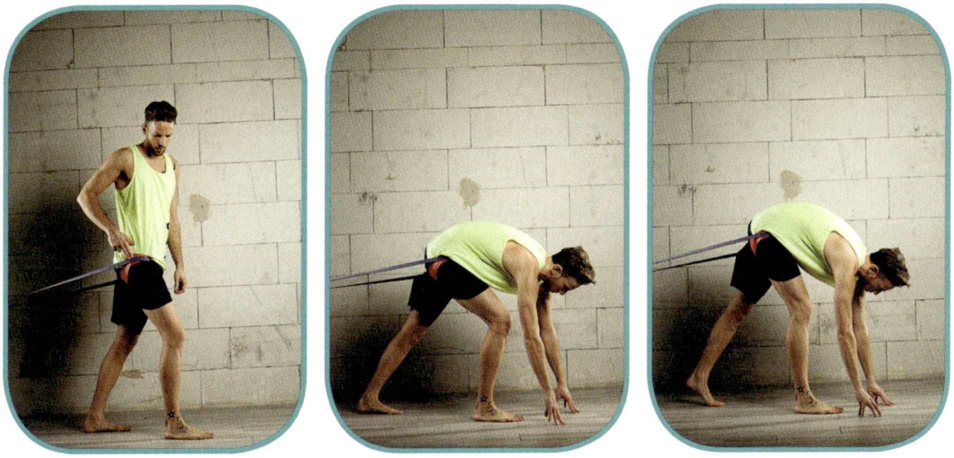

Hüftmobilisation mit Superband

Verbessert die Beugeeigenschaft der Hüfte und die Faszienmechanik der oberflächlichen Rückenlinie.

Geeignete Applikationen: Fascia lata (S. 52), Hüftgelenk (S. 46)

- Ein Superband etwa in Höhe der Kniekehle an einem Pfosten befestigen.
- Die Bandschleife am geflossten Bein auf Höhe des Hüftkopfes um die Hüftbeuge legen.
- Mit dem geflossten Bein einen Schritt nach vorne machen, sodass das Superband unter Zug kommt.
- Im Rumpf so weit nach vorne beugen, bis die Hände Bodenkontakt haben. Foamroller oder Yoga-Block verkürzen den Finger-Boden-Abstand.
- Jetzt das vordere Bein in Streckung bringen, die Position für 2 bis 3 Sekunden halten, die Spannung wieder lösen.

8- bis 10-mal wiederholen.

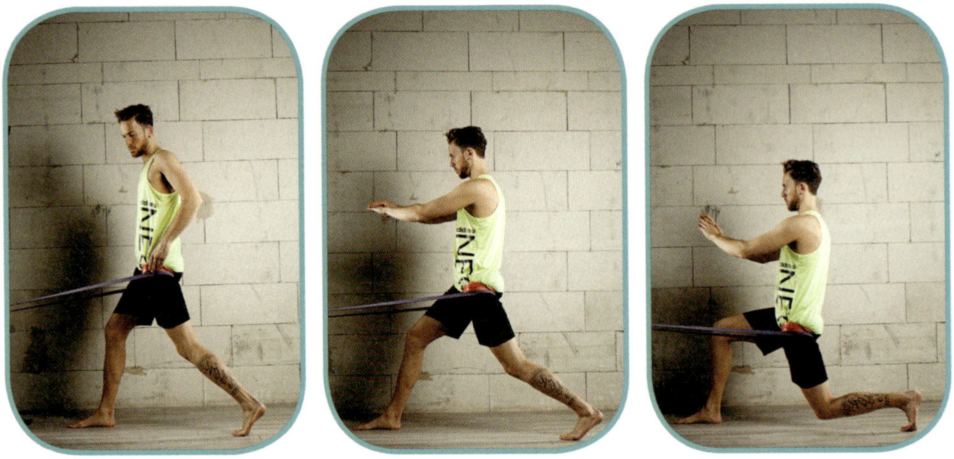

Hüftstreckung

Optimiert die Streckung der Hüfte und verbessert die Faszienmechanik der oberflächlichen Frontallinie.

Geeignete Applikationen: Fascia lata (S. 52), Hüftgelenk (S. 46)

- Das Superband auf Hüfthöhe an einem Pfosten befestigen.
- Die Bandschleife unterhalb des Gesäßes um den Oberschenkel herum anlegen.
- Mit dem geflossten Bein einen Ausfallschritt nach hinten machen, sodass das Superband unter Zug kommt.
- Gesäß und Bauchmuskulatur auf Spannung halten. Der Oberkörper bleibt aufrecht. Die Arme werden vor dem Körper angewinkelt oder – schwieriger – ausgestreckt oder nach oben gestreckt.
- Den hinteren Oberschenkel so weit absenken, bis das Knie den Boden berührt.
- In die Ausgangsstellung zurückkehren.

8- bis 10-mal wiederholen.

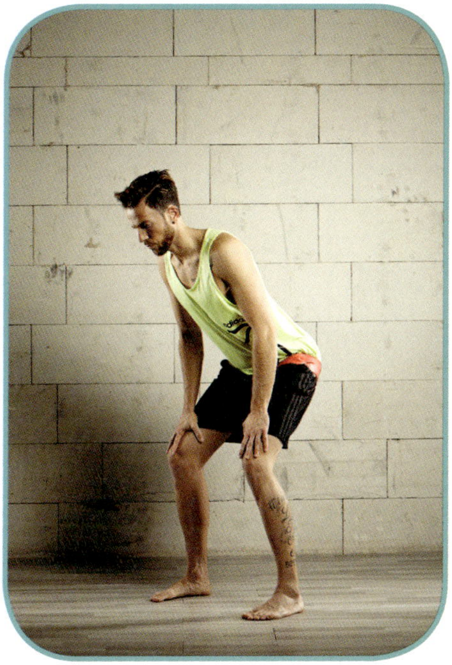

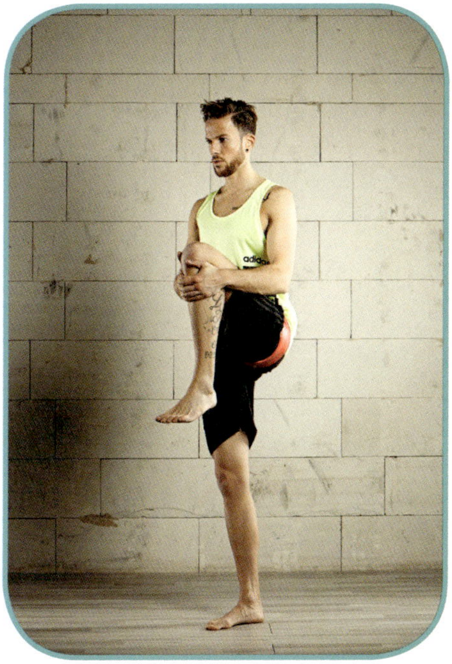

Einbeinstand

Mobilisiert den Lenden-Becken-Hüft-Bereich und eignet sich als Beinachsen-Training.

Geeignete Applikationen: Lenden-Becken-Hüft-Region (S. 49), Oberschenkel (S. 63), Hüftgelenk (S. 46)

- Hüftbreit hinstellen, Oberkörper in leichter Vorbeuge, Hände auf den Oberschenkeln ablegen.
- Das geflosste Bein anheben, das Knie mit beiden Händen umfassen und an den Brustkorb heranziehen.
- Die Position 2 bis 3 Sekunden halten und in die Ausgangsstellung zurückkehren.

8- bis 10-mal wiederholen.

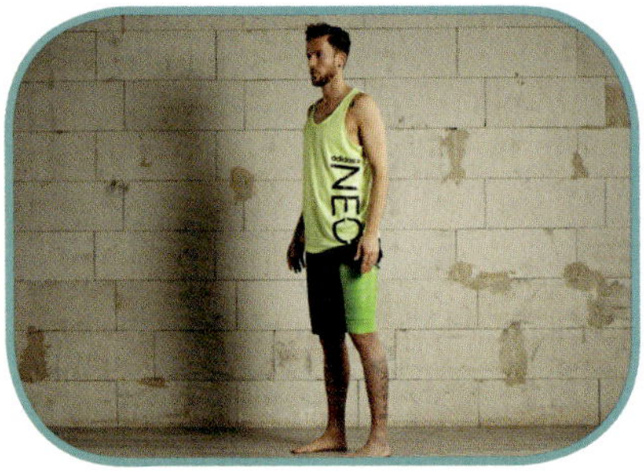

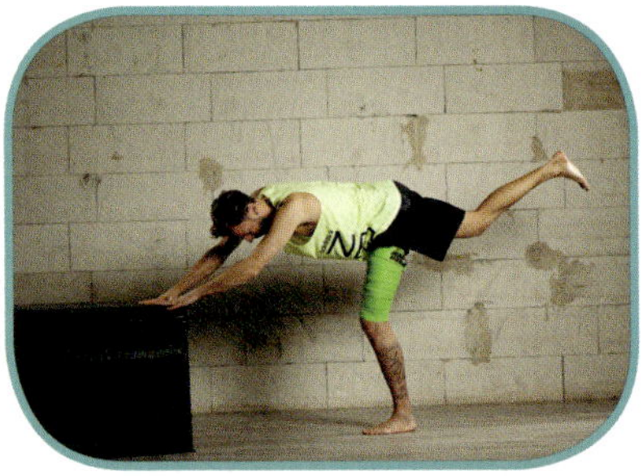

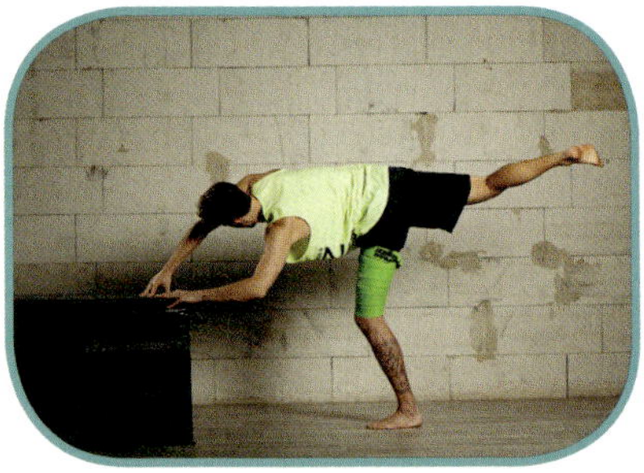

Standwaage mit Rotation

Verbessert die Mobilität der Seitwärtsrotatoren der Hüfte.

Geeignete Applikationen: Hüftgelenk (S. 46), Fascia lata (S. 52)

- Im hüftbreiten Stand aufrecht hinstellen. Das nicht geflosste Bein leicht vom Boden abheben.
- Das geflosste Standbein befindet sich unter dem Körperschwerpunkt und ist leicht gebeugt.
- Die Arme nach vorne ausstrecken und den Oberkörper absenken, bis er sich parallel zum Boden befindet.
- Gleichzeitig des gestreckte geflosste Bein vom Boden lösen und so weit anheben, dass es mit dem Rumpf eine Linie bildet.
- Die Hände auf einem Gegenstand wie einem Tisch abstützen.
- Becken und Schulter aufwärts drehen und die Position 2 Sekunden halten.
- Becken und Schulter einwärts drehen und die Position ebenfalls 2 Sekunden halten.

8- bis 10-mal wiederholen.

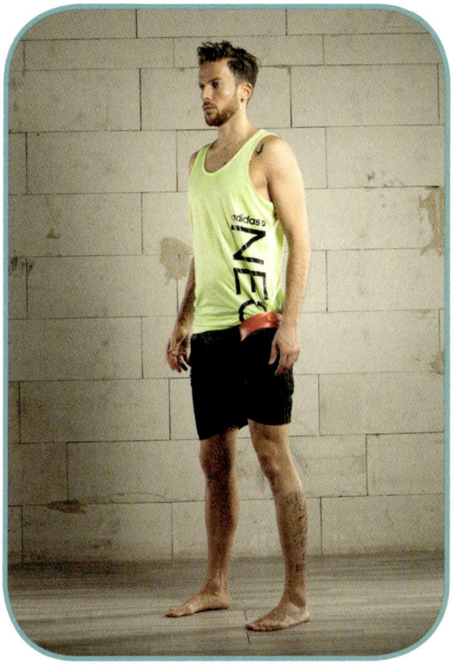

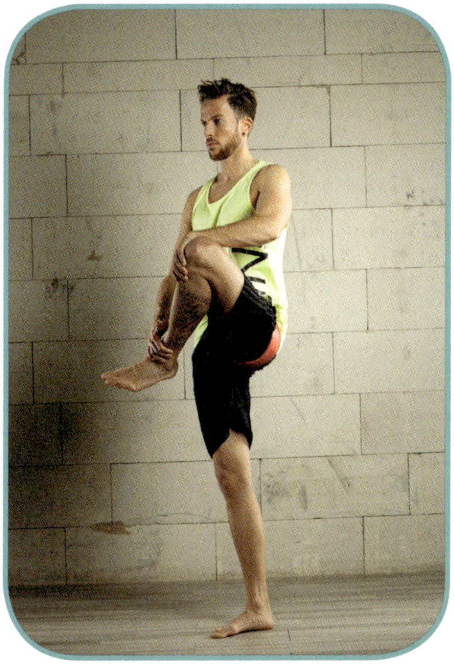

Beinschaukel

Verbessert die Faszienmechanik der Glutealfaszie.

Geeignete Applikation: Fascia lata (S. 52)

- Im hüftbreiten Stand aufrecht hinstellen, die Arme locker herabhängen lassen.
- In eine leichte Kniebeuge gehen und das geflosste Bein anheben und mit beiden Händen an Knie und Schienbein greifen.
- Nun in den aufrechten Stand zurückkehren und das geflosste Bein in Richtung Brustkorb ziehen.
- Die Position 2 bis 3 Sekunden halten und in die Ausgangsstellung zurückkehren.

8- bis 10-mal wiederholen.

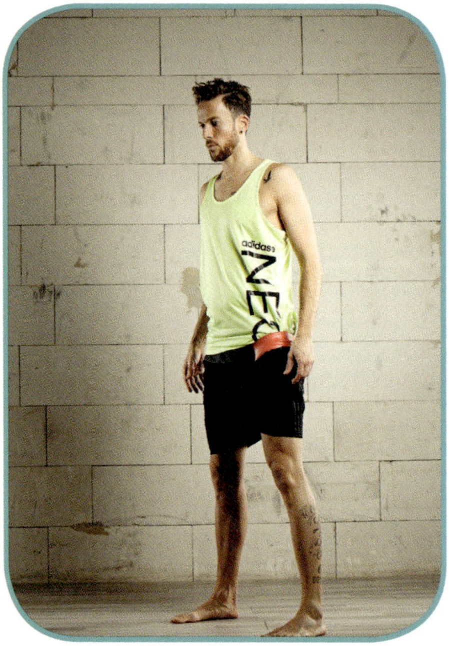

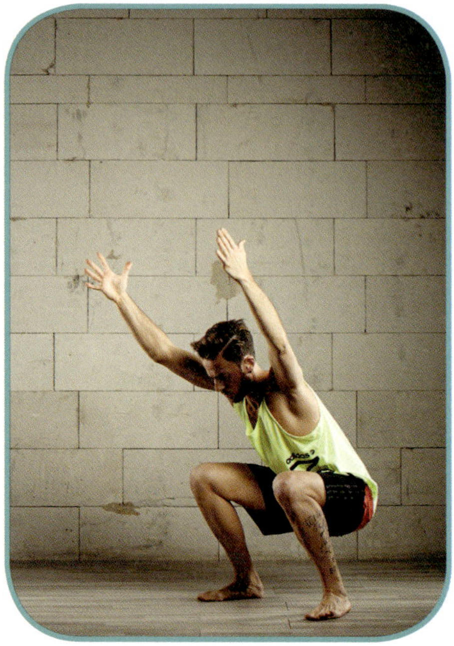

V-Squat

Verbessert die Mobilität von Hüfte, Knie und Sprunggelenk. In Verbindung mit dem Floss-Band lassen sich Restriktionen optimal lösen.

Geeignete Applikationen: Knie all-in (S. 45), Fascia lata (S. 52), Hüftgelenk (S. 46)

- In einem etwas mehr als hüftbreiten Stand aufrecht hinstellen, die Arme locker herabhängen lassen.
- Die Füße zeigen leicht nach außen.
- Das Becken bzw. den Po kontrolliert nach hinten schieben und mit geradem Oberkörper tief in die Hocke gehen.
- Gleichzeitig die Arme V-förmig über dem Kopf ausstrecken, die Daumen zeigen nach hinten oben.
- In die Ausgangsstellung zurückkehren.

8- bis 10-mal wiederholen.

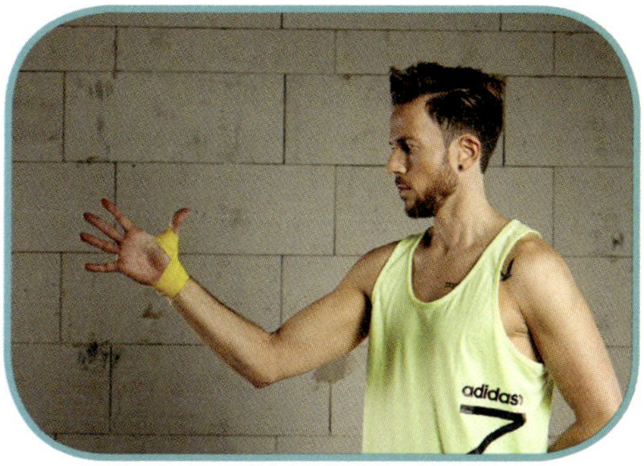

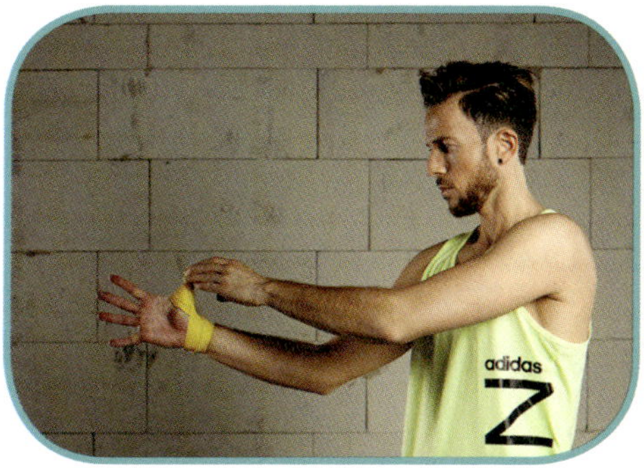

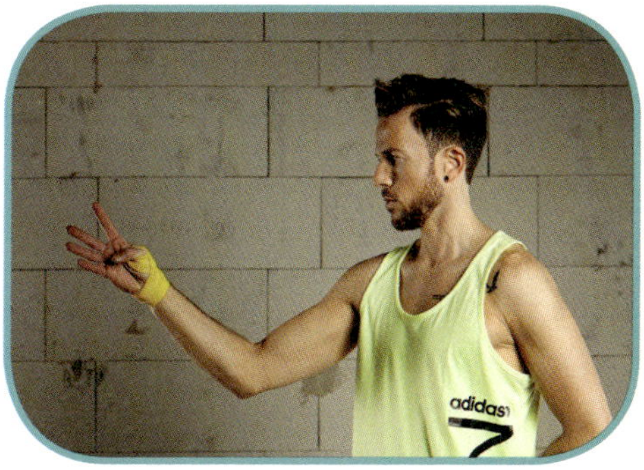

Daumenbewegungen

Verbessern die Mobilität des Daumensattelgelenks.

Geeignete Applikation: Daumensattelgelenk (S. 36)

- Den Daumen in die Neutralstellung bringen. Dafür nimmt er etwa eine 60-Grad-Position zu den Fingern ein.
- Den Daumensattel der geflossten Hand in Richtung Ellenbogenbeuge mobilisieren, dafür die nicht geflosste Hand nehmen und mehrfach dynamische Bewegungen ausführen.
- Dann den Daumen in Richtung Kleinfinger führen und zur Ausgangsposition zurückbewegen.

6- bis 8-mal wiederholen.

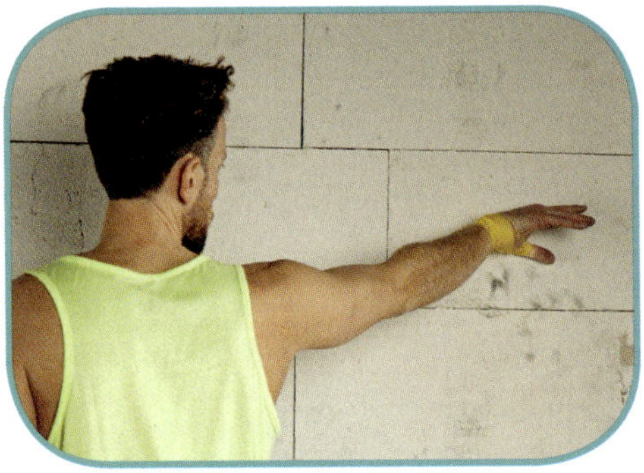

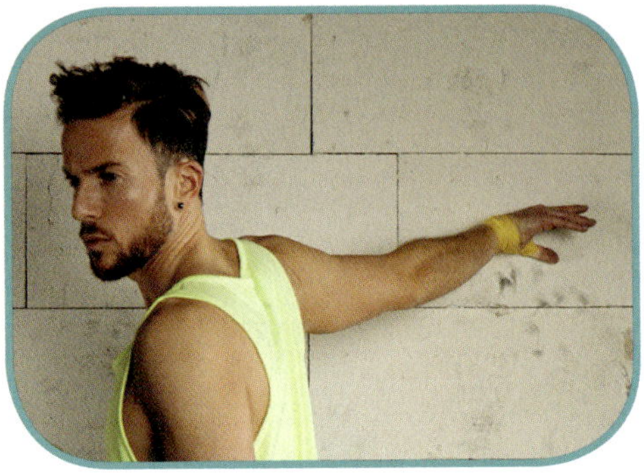

Deep-Front-Stretch

Diese Dehnung verbessert die Faszienmechanik der tiefen frontalen Armlinie.

Geeignete Applikation: Daumensattelgelenk (S. 36)

- Im Ausfallschritt seitlich zu einer Wand hinstellen und den Arm mit dem geflossten Daumen zur Wand ausstrecken.
- Den geflossten Daumen aktiv zum kleinen Finger führen und die Hand auf Höhe der Schulter an der Wand positionieren.
- Jetzt eine Drehbewegung des Oberkörpers einleiten, um die tiefe myofasziale Kette unter Spannung zu setzen.
- Diese Position 3 Sekunden lang halten.
- Dann den Oberkörper wieder zurückdrehen.

8- bis 10-mal wiederholen.

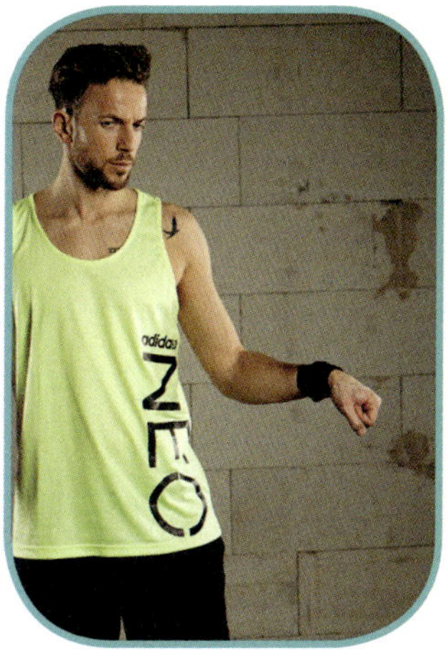

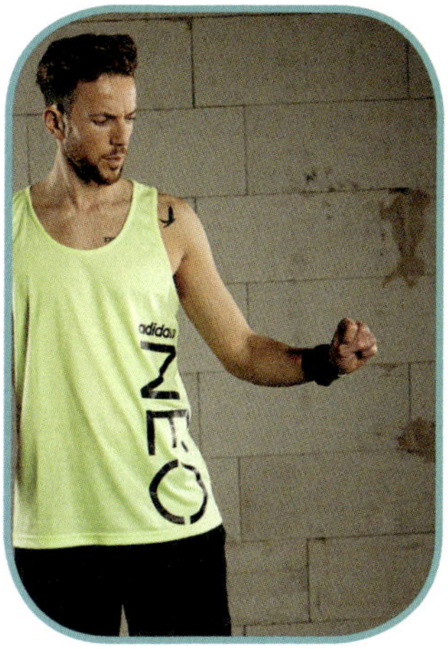

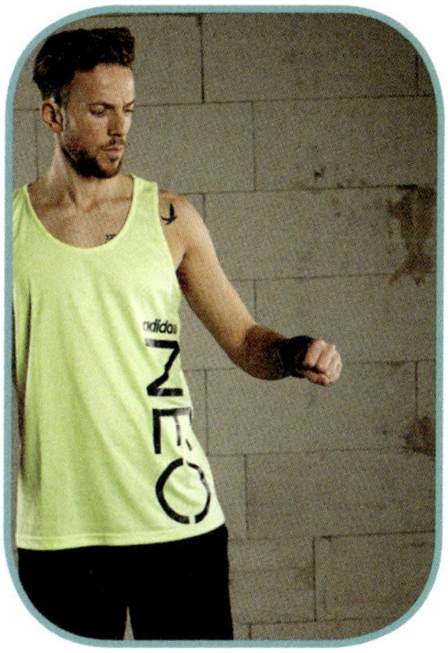

Handgelenkkreisen

Mobilisiert das Handgelenk. In Verbindung mit dem Floss-Band wird die Gelenkversorgung verbessert.

Geeignete Applikation: Handgelenk (S. 38)

- Den geflossten Arm nach vorne strecken. Das Schultergelenk und den Ellenbogen im 90-Grad-Winkel beugen.
- Nun 1 bis 2 Minuten lang eine Kreisbewegung (Zirkumduktion) mit dem Handgelenk durchführen.
- Nach der Hälfte der Zeit die Richtung wechseln.

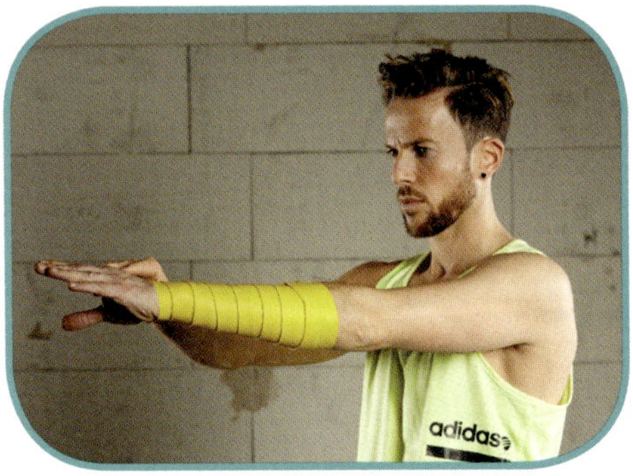

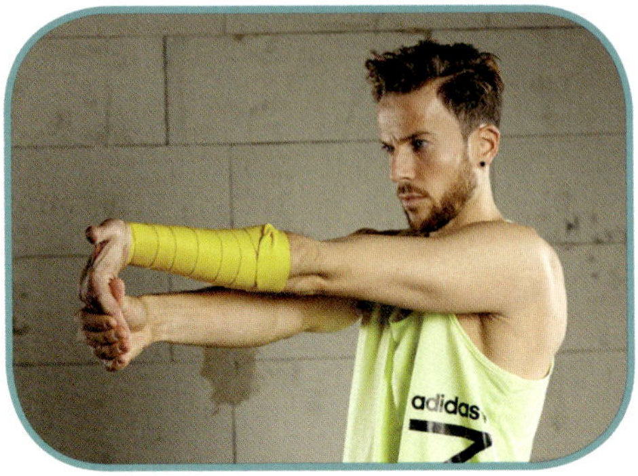

Flexorenstretch

Verbessert die Faszienmechanik der oberflächlichen frontalen Armlinie.

Geeignete Applikation: Fascia antebrachii (S. 53)

- Den geflossten Arm mit der anderen Hand an der Handinnenseite greifen und auf Schulterhöhe nach vorne ausstrecken.
- Die Finger mit der Hand an den Körper heranziehen (der Handrücken der geflossten Hand zeigt dabei zum Oberkörper) und diese Position 3 Sekunden halten.
- In die Ausgangsposition zurückkehren.

8- bis 10-mal wiederholen.

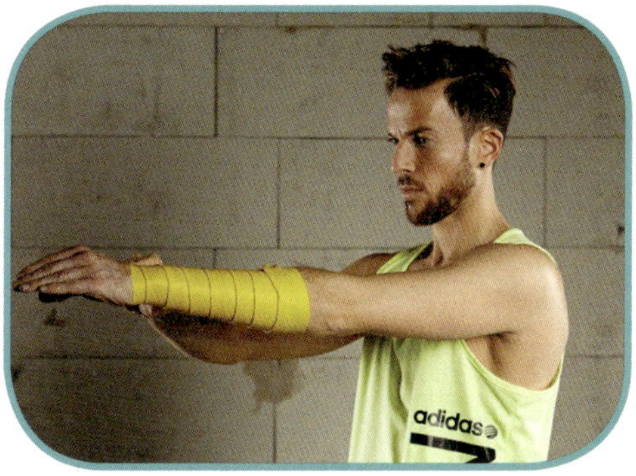
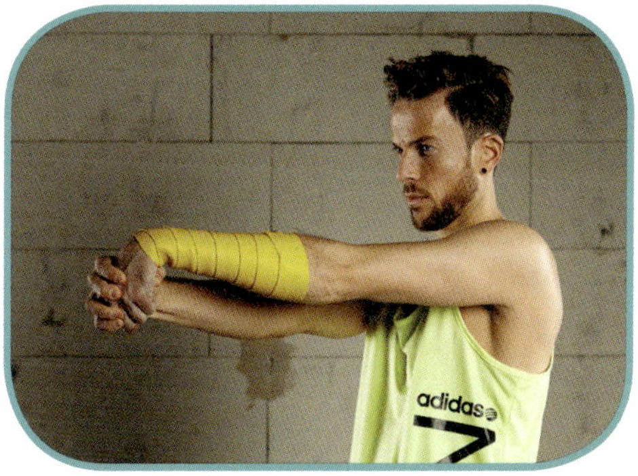

Extensorenstretch

Verbessert die Faszienmechanik der oberflächlichen rückwärtigen Armlinie.

Geeignete Applikation: Fascia antebrachii (S. 53)

- Den geflossten Arm mit der anderen Hand an der Handrückseite greifen und ihn auf Schulterhöhe nach vorne ausstrecken.
- Die Hand zum Körper heranziehen (die Handfläche der geflossten Hand zeigt dabei zum Oberkörper) und diese Position 3 Sekunden lang halten.
- In die Ausgangsposition zurückkehren.

8- bis 10-mal wiederholen.

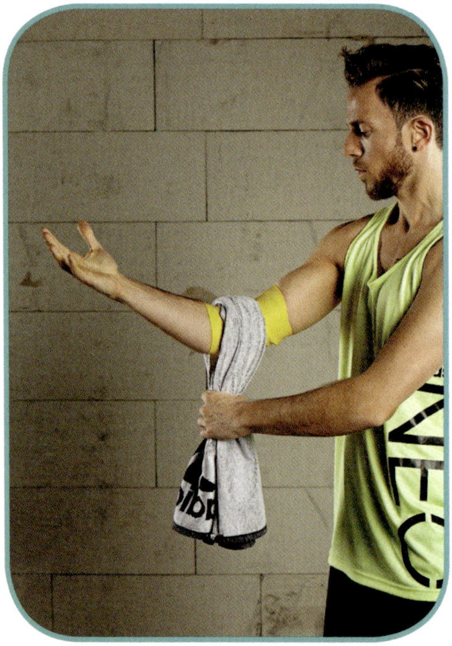

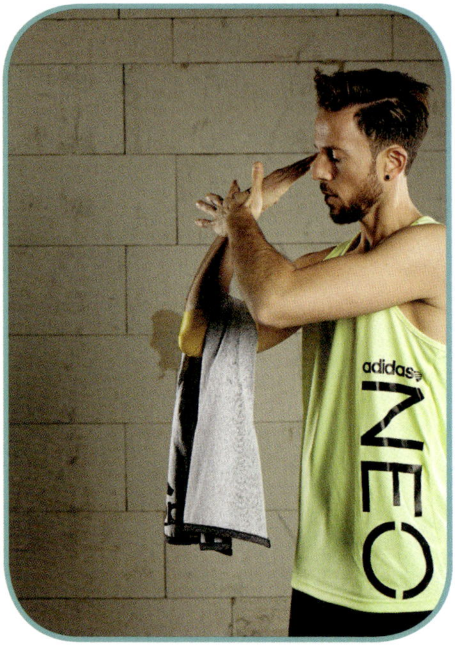

Ellenbogen-Gapping

Mobilisiert die Gelenkkapsel und verbessert die Beugefähigkeit des Gelenks.

Geeignete Applikation: Ellenbogengelenk (S. 39)

- Ein Handtuch in die Ellenbeuge des geflossten und vor dem Körper angewinkelten Arms legen.
- Mit der Hand den Unterarm greifen und das Handgelenk der geflossten Hand zum Schultergelenk führen.
- Die Position 3 Sekunden lang halten, dann die Spannung etwas lösen.

8- bis 10-mal wiederholen.

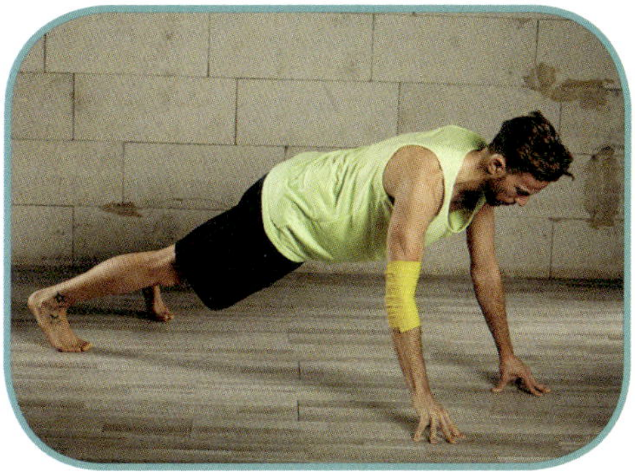

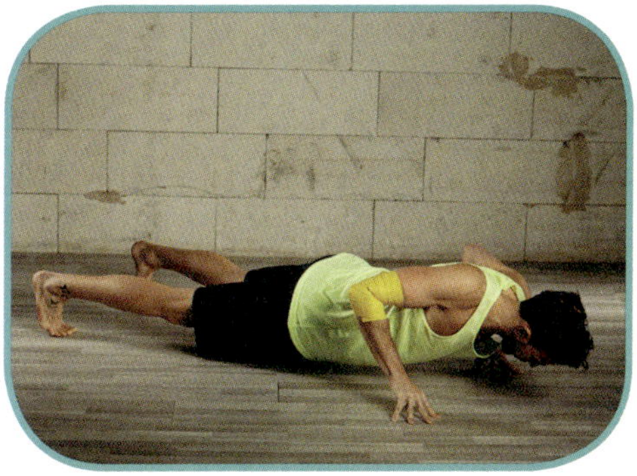

Liegestütz

Verbessert die Mobilität des Ellbogengelenks und die Faszienmechanik der Fascia brachii.

Geeignete Applikationen: Ellenbogengelenk (S. 39), Fascia brachii (S. 55)

- In die Liegestützposition gehen.
- Die Beine sind etwa hüftbreit auseinander, die Hände befinden sich unter den Schultern. Der Körper bildet eine gerade Linie von Kopf bis Fuß.
- Langsam den Oberkörper senken, die Ellenbogen möglichst nah am Körper lassen.
- Wieder in die Ausgangsposition hochdrücken.

8- bis 10-mal wiederholen.

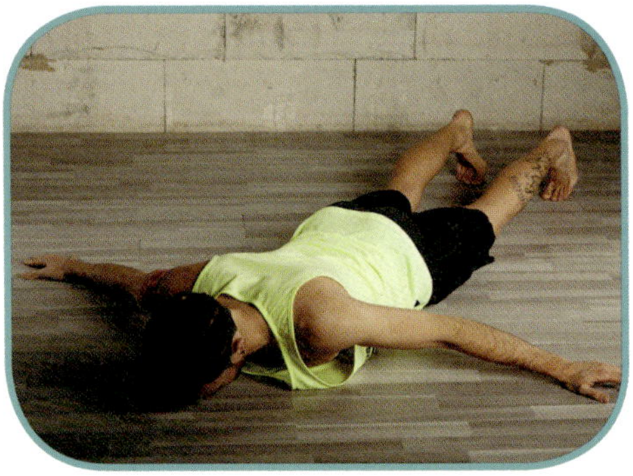

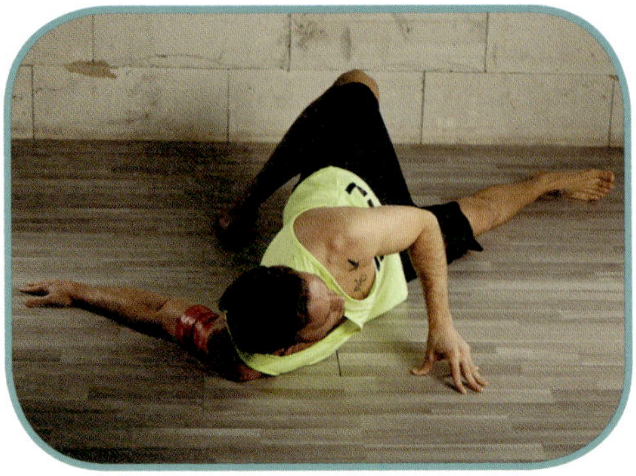

Skorpion

Verbessert die Mobilität des Schultergelenks im Bereich der vorderen Schulterkapsel und die Faszienmechanik der oberflächlichen und tiefen frontalen Armlinie.

Geeignete Applikationen: Schultergelenk (S. 40), Fascia brachii (S. 55)

- In Bauchlage auf den Boden legen, die Füße sind aufgestellt, die Arme in Verlängerung der Schulter seitlich ausgestreckt. Die Handflächen zeigen zum Boden.
- Das Bein der nicht geflossten Seite anwinkeln und durch eine Drehbewegung im Rumpf zur gegengleichen Hand führen und auf dem Boden absetzen.
- Diese Position 3 Sekunden lang halten.
- In die Ausgangsposition zurückkehren.

8- bis 10-mal wiederholen.

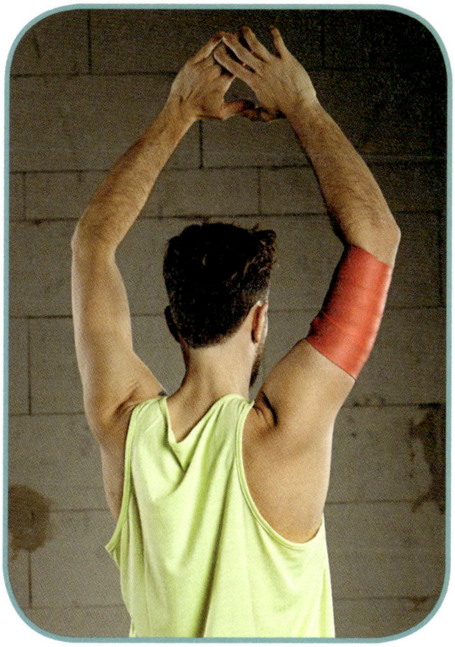

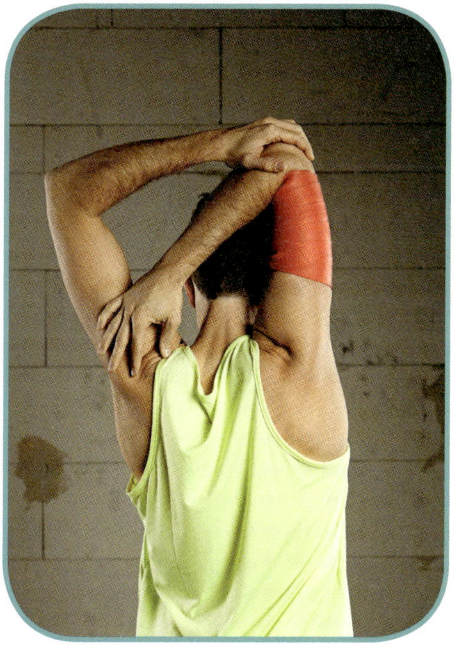

Trizepsstretch

Verbessert die Faszienmechanik der Fascia brachii.

Geeignete Applikation: Fascia brachii (S. 55)

- Einen hüftbreiten Stand einnehmen und die Arme nach oben ausstrecken.
- Den geflossten Arm so abwinkeln, dass die Handfläche auf dem oberen Rücken oder der gegenüberliegenden Schulter aufliegt.
- Mit der anderen Hand den Ellenbogen greifen und den Arm zur nicht geflossten Seite ziehen.
- Position 1 bis 2 Sekunden halten.
- Spannung lösen.

8- bis 10-mal wiederholen.

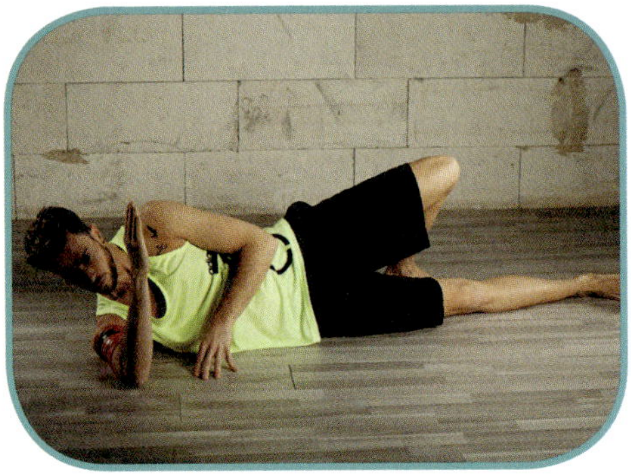

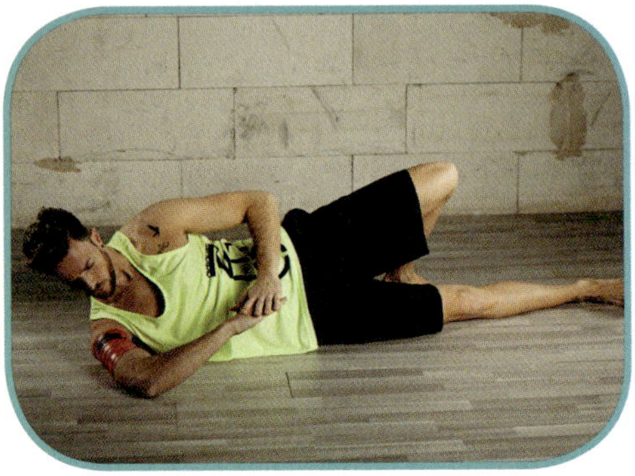

Schultermobilisation für Innenrotation

Verbessert die Mobilität in Innenrotation im Schultergelenk.

Geeignete Applikationen: Schultergelenk (S. 40), Fascia brachii (S. 55)

- In Seitenlage auf die Seite des geflossten Arms legen.
- Den geflossten Arm am Ellenbogen um 90 Grad abwinkeln, sodass er parallel zum Körper ist.
- Den geflossten Arm an der Handrückseite greifen und in Richtung Boden schieben, bis ein Zug in der Schulter spürbar ist.
- Die Position 3 Sekunden halten.
- Spannung wieder lösen.

6- bis 8-mal wiederholen.

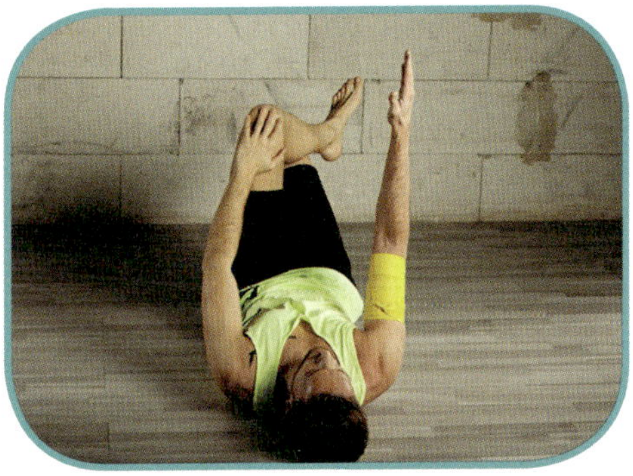

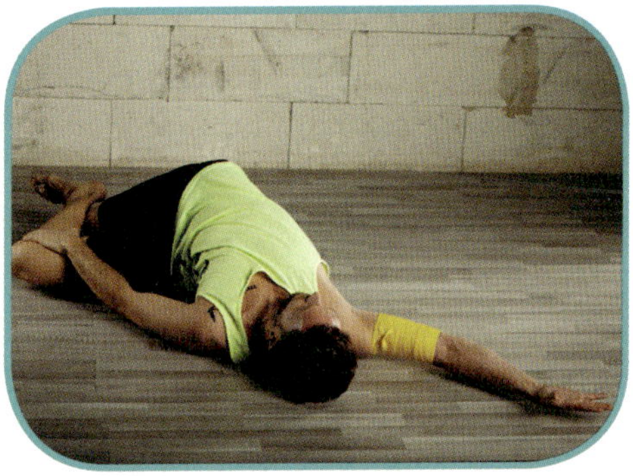

Armfegen

Dient der allgemeinen Mobilität des Schultergelenks und der Brustwirbelsäule.

Geeignete Applikationen: Schultergelenk (S. 40), Thorax (S. 48), Fascia brachii (S. 55)

- In Rückenlage auf den Boden legen.
- Das Bein auf der Seite des geflossten Arms im 90-Grad-Winkel gebeugt auf dem Boden aufstellen, das andere Bein darüberschlagen.
- Auf die Seite des aufgestellten Beines rollen, sodass der geflosste Arm nach oben zeigt.
- Den geflossten Arm in einer bogenförmigen Bewegung zum Kopf heben und hinter den Körper ablegen. Die Knie bleiben am Boden fixiert.
- Diese Position für 3 Sekunden halten, dann in die Ausgangsposition zurückkehren.
- Am Bewegungsende leicht nachfedern.

6- bis 8-mal wiederholen.

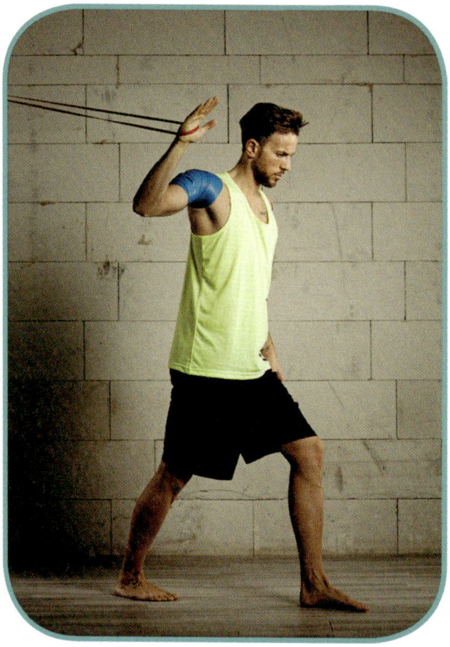

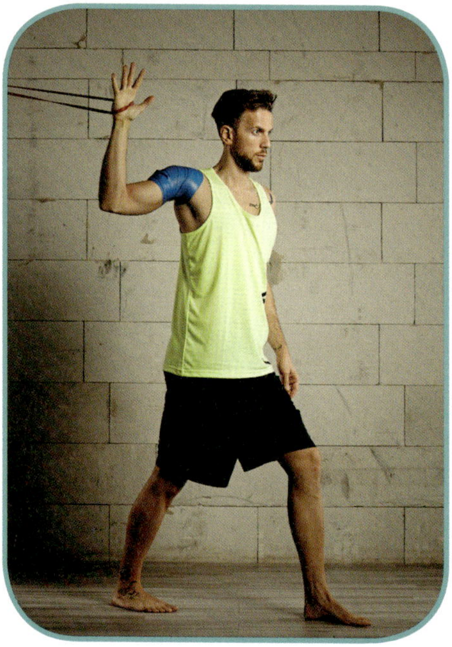

Schultermobilisation für Außenrotation

Verbessert die Mobilität in Außenrotation im Schultergelenk.

Geeignete Applikation: Schultergelenk (S. 40)

- Superband in ca. 2 Meter Höhe befestigen.
- Das Superband mit dem geflossten Arm greifen und die Bandschleife in die offene Hand legen.
- Schulter und Ellenbogen des geflossten Arms sind um 90 Grad angewinkelt (Abduktion).
- Einen Ausfallschritt nach vorne machen, sodass das Superband unter Zug ist.
- Jetzt den Widerstand gegen das Band für 3 bis 5 Sekunden erhöhen und halten, um den Bewegungsumfang zu verbessern. Danach Spannung lösen und den Oberkörper etwas nach vorne neigen.

Erneut Spannung aufbauen und den Ablauf 2-mal wiederholen.

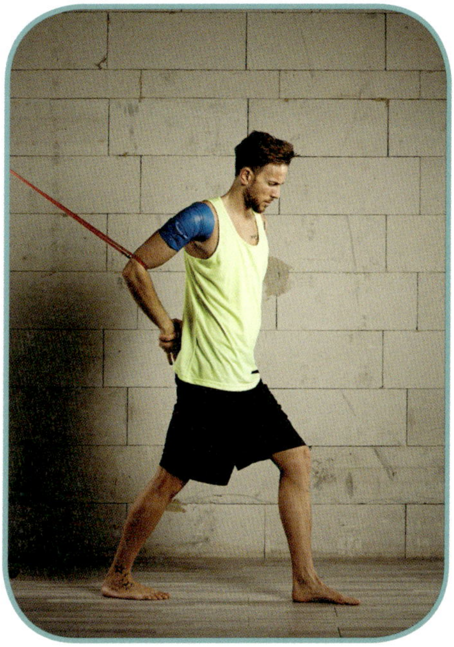

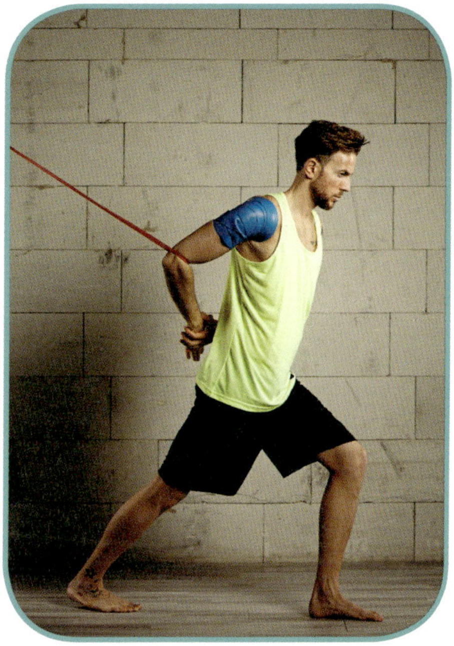

Traktion vordere Schulterkapsel

Verbessert die Beweglichkeit der vorderen Kapselanteile im Gelenk, dies ist sehr wichtig für die nervale Versorgung des Arms.

Geeignete Applikation: Schultergelenk (S. 40)

- Ein Superband in ca. 2 Meter Höhe befestigen.
- Die Bandschleife auf Höhe der Ellenbeuge um den geflossten Arm hängen und mit der anderen Hand Arm fixieren.
- In Schrittstellung nach vorne gehen, bis Spannung in der Brustmuskulatur zu spüren ist.

In diese Position 1 bis 2 Minuten hineinfedern.

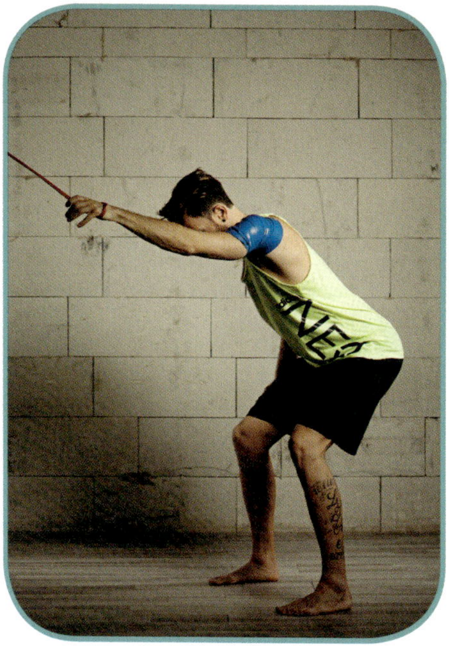

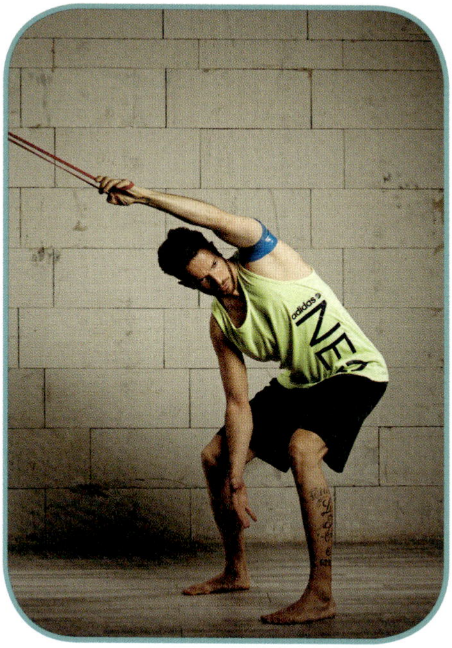

Traktion Schulter

Verbessert die allgemeine Mobilität der Schulter.

Geeignete Applikation: Schultergelenk (S. 40)

- Superband in ca. 2 Meter Höhe befestigen.
- Das Handgelenk des geflossten Arms in die Bandschleife hineinführen, die Hand bleibt offen.
- Langsam nach hinten absetzen, sodass der Arm nach vorne oben gezogen wird.
- Den Oberkörper unter dem Arm zur Seite aufdrehen – dabei einatmen – und die Position 2 bis 3 Sekunden halten.
- In die Ausgangsstellung zurückdrehen und ausatmen.

8- bis 10-mal wiederholen.

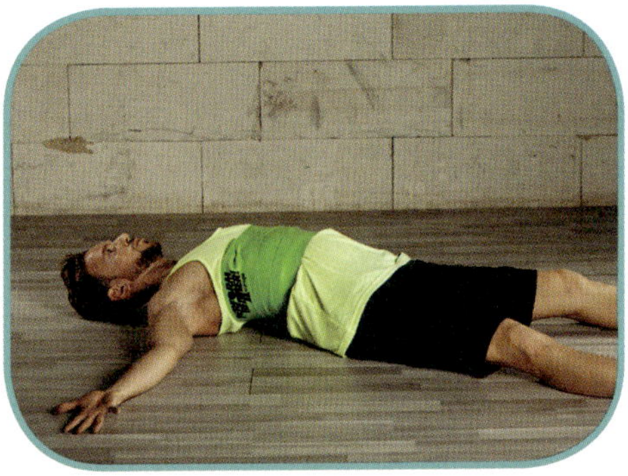

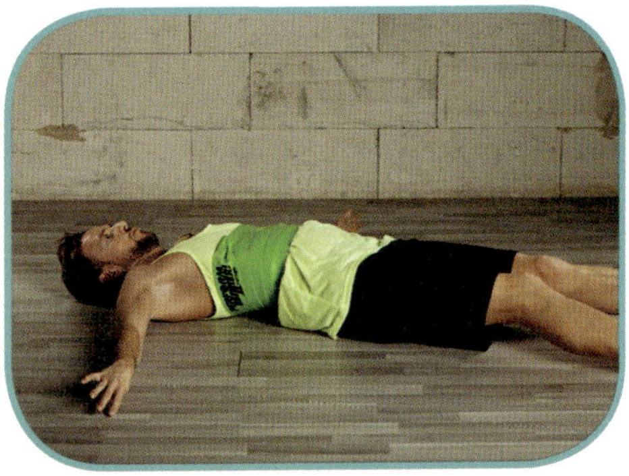

Atmung nach Meert

Verbessert die Fließeigenschaft der interzellulären Flüssigkeit. In Verbindung mit dem Floss-Band verbessern sich auch die Mobilität des Zwerchfells und die Faszienmechanik der tiefen Frontallinie.

Geeignete Applikation: Thorax (S. 48)

- In Rückenlage auf den Boden legen, die Arme sind im 45-Grad-Winkel vom Körper locker zur Seite ausgestreckt.
- Tief einatmen, dabei den Brustkorb anheben. Die Arme und Beine in maximale Außenrotation drehen, das heißt, die kleinen Zehen und Daumen kippen nach außen zum Boden.
- Bei der Ausatmung den Brustkorb wieder absenken, Arme und Beine in Innenrotation drehen – das heißt, die Großzehen und Daumen kippen nach innen zum Boden.

6- bis 8-mal wiederholen.

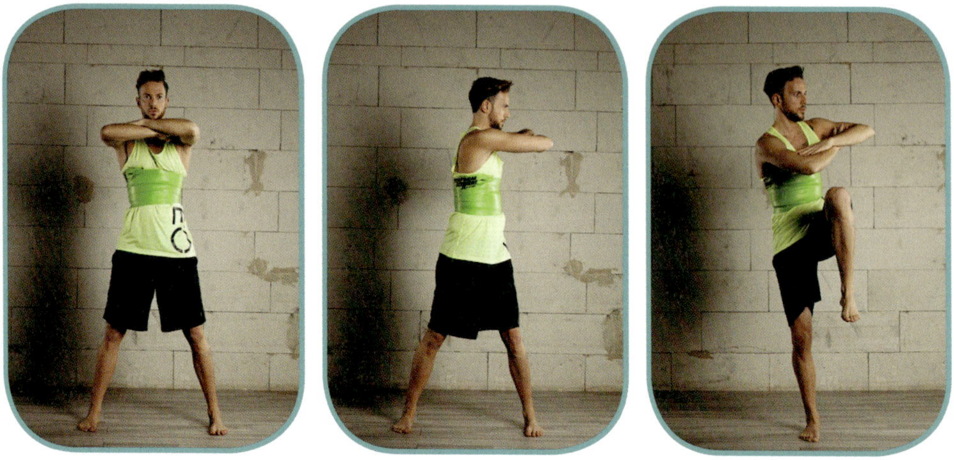

Torso-Twist

Verbessert die Mobilität der Brustwirbelsäule.

Geeignete Applikation: Thorax (S. 48)

- Breitbeinig hinstellen und beide Hände auf der jeweils gegenüberliegenden Schulter ablegen. Die Ellenbogen sollten sich auf Schulterhöhe befinden.
- Den Oberkörper im Wechsel maximal nach links und rechts drehen.

Die Übung 1 bis 2 Minuten durchführen.

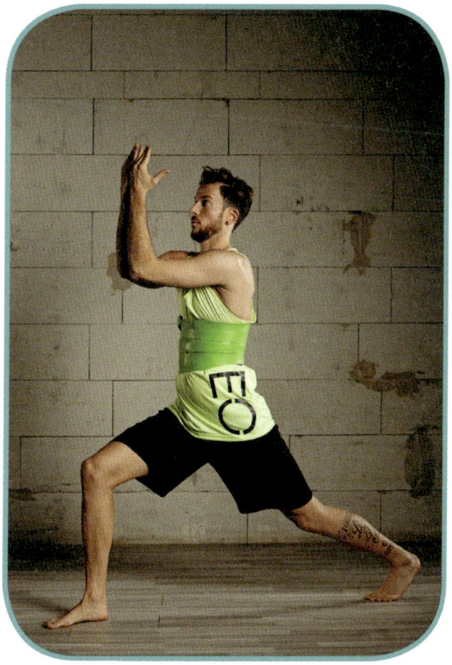

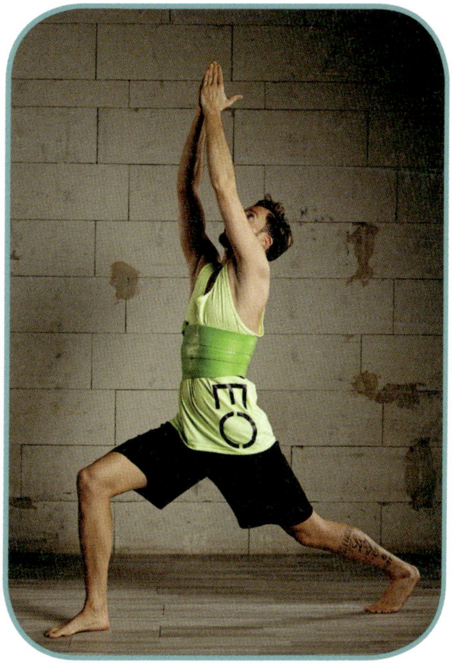

Latissimus-Stretch

Verbessert die Faszienmechanik beider Laterallinien.

Geeignete Applikation: Thorax (S. 48)

- Einen Ausfallschritt nach vorne machen.
- Handinnenflächen liegen aneinander. Arme über den Kopf schieben.
- Die Blickrichtung folgt den Händen, in der Endposition einen tiefen Atemzug machen und in die Ausgangsposition zurückkehren.
- Das Bein wechseln und die Übung auf der anderen Seite ausführen.

6-mal pro Seite wiederholen.

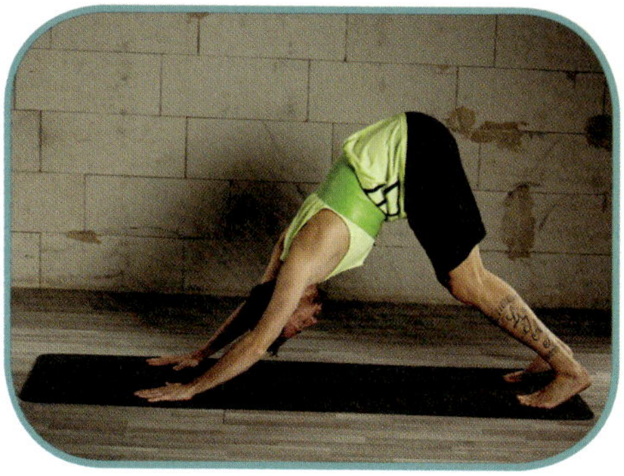

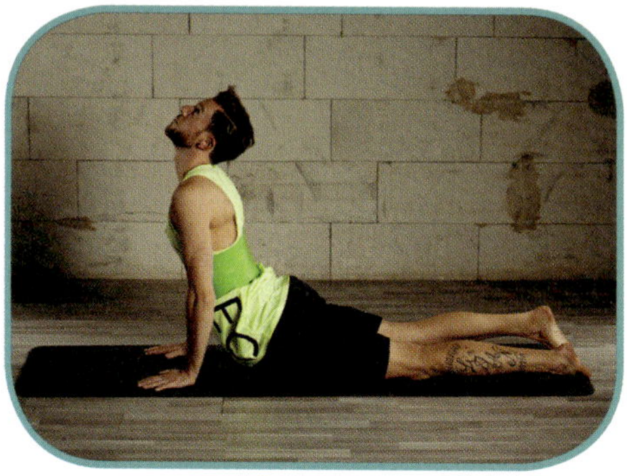

Herabschauender Hund in die Kobra

Diese Kombination zweier Übungen verbessert die Faszienmechanik der oberflächlichen Frontal- und Rückenlinie.

Geeignete Applikation: Thorax (S. 48)

- In die Yoga-Position des Herabschauenden Hundes gehen: Die Hände und Zehen sind auf dem Boden platziert, das Gesäß ist maximal angehoben, sodass der Körper ein umgekehrtes V bildet. Das Gesäß absenken und in den Unterarmstütz gehen.
- Langsam den Körper nachschieben und absenken.
- Jetzt in die Position der Kobra hochdrücken. Dafür die Beine auf dem Boden ablegen, den Oberkörper öffnen, den Brustkorb anheben und den Blick zur Decke richten. Diese Position mit einer tiefen Einatmung kombinieren.
- In die Ausgangsstellung zurückkehren und ausatmen.

8- bis 10-mal wiederholen.

Tipp

Erst mal mit leicht gebeugten Beinen probieren, um sich an die Spannung zu gewöhnen. Der Rücken ist möglichst gerade zu halten.

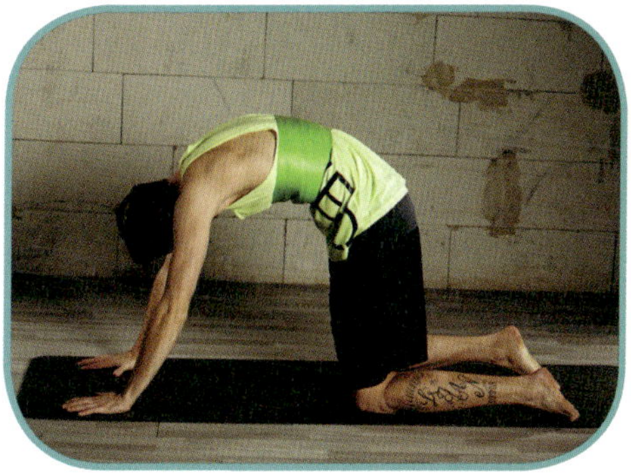

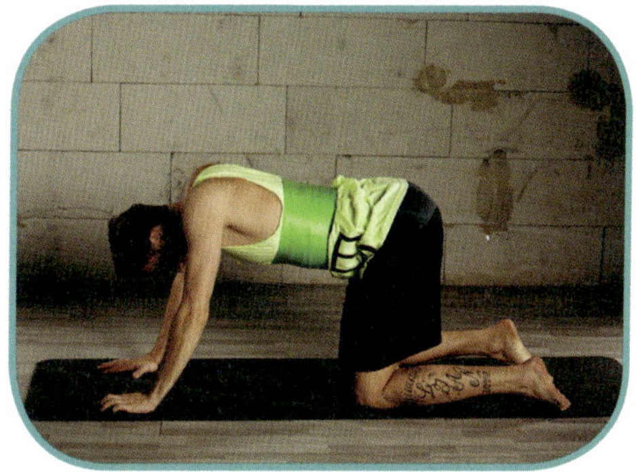

Katzenbuckel und Pferderücken

Sorgt in der gesamten Wirbelsäule für mehr Mobilität.

Geeignete Applikation: Thorax (S. 48)

- In den Vierfüßlerstand gehen. Hände und Schultern sowie Knie und Hüfte befinden sich jeweils senkrecht übereinander.
- Tief einatmen und dabei die Brustwirbelsäule nach hinten oben in die Position Katzenbuckel ziehen.
- Beim Ausatmen die Wirbelsäule absenken und in einem Hohlkreuz durchhängen lassen für die Position Pferderücken.

8- bis 10-mal wiederholen.

Mobility-Zirkel für mehr Beweglichkeit

Flossing kann unheimlich gut dabei helfen, die Beweglichkeit zu verbessern. Wie schön wäre es doch, wenn wir uns als Erwachsene noch so frei und gut bewegen könnten wie in unserer Kindheit; einfach in die Hocke gehen oder uns in den Schneidersitz setzen. Im Laufe des Älterwerdens verkümmern diese Fähigkeiten, weil wir unseren Bewegungsapparat in dieser Hinsicht nicht fordern. Vielmehr kommt es durch zu viel Sitzen und einseitige Belastungen zu Verklebungen, Restriktionen, Überlastungen, Schmerzen und gar Verletzungen in unserem Bewegungsapparat. Eigentlich ist der menschliche Körper biomechanisch für dreidimensionale Bewegungen konzipiert, aber er passt sich eben auch gut an – gerade wenn er motorisch nicht gefordert wird. Das Resultat ist Immobilität oder landläufig ausgedrückt Steifigkeit. Doch die kindliche Mobilität lässt sich wiedergewinnen und so auch die komplette Range of Motion – der uneingeschränkte Bewegungsumfang.

Um die Beweglichkeit zu verbessern, eignet sich eine Kombination aus Mobility-Übungen und Flossing-Anlagen perfekt. Denn mit den Applikationen lassen sich bestimmte Bereiche, die Probleme bereiten, wie Gelenke, Muskeln, Faszien, von »Einschränkungen« befreien – zum Bespiel per Kompression oder Manipulation des Bindegewebes. Der Bewegungsumfang des jeweils betroffenen Areals beziehungsweise Gelenks wird dann in Kombination mit den Übungen verbessert. All dies sorgt nicht nur für ein verbessertes Wohlbefinden, sondern dient auch als Verletzungsprophylaxe und optimiert die Leistungsfähigkeit.

Die Workouts sollen im Idealfall als Zirkel durchgeführt werden. Das bedeutet, die Mobility-Übungen inklusive des angelegten Floss-Bands werden hintereinander absolviert, danach wird wieder von vorne begonnen. Die Übungen werden entweder durch die Zeit unter Belastung gesteuert oder per Wiederholungszahl.

Das Floss-Band bleibt maximal 2 Minuten angelegt. Das sollte zumeist ausreichen, um 2 Mobility-Übungen zu absolvieren. Zwischen den Anlagen sollte 1 Minute Pause liegen. Insgesamt sollte ein Zirkel 2 bis 3 Durchgänge umfassen.

- 2 bis 3 Runden pro Zirkel trainieren
- Pro Übung 30 bis 60 Sekunden Zeit unter Belastung oder 10 bis 12 Wiederholungen

Sprunggelenk

1. Zehenwelle (S. 88)
   Sprunggelenk-Anlage (S. 41)
2. Dorsalmobilisation (S. 90)
   Sprunggelenk-Anlage (S. 41)
3. Plantarmobilisation (S. 91)
   Fascia-cruris-Anlage (S. 51)
4. Allgemeine Gleitflächen-mobilisation (S. 92)
   Fascia-cruris-Anlage (S. 51)
5. Knee to Wall (S. 93)
   Fascia-cruris-Anlage (S. 51)
6. Vordere Kette im Ausfallschritt spannen (S. 98)
   Fascia-cruris-Anlage (S. 51)

Knie

1. Wadenheben (S. 94)
   Fascia-cruris-Anlage (S. 51)
2. Knie-Gapping (S. 100)
   Knie all-in-Anlage (S. 45)
3. Tiefe Hocke (S. 96)
   Knie-all-in-Anlage (S. 45)
4. Skihocke (S. 101)
   Knie-all-in-Anlage (S. 45)
5. Standwaage (S. 105)
   Fascia-lata-Anlage (S. 52)
6. Superman (S. 106)
   Fascia-lata-Anlage (S. 52)

Hüfte

1. Hüftrotator (S. 109)
   Hüftgelenk-Anlage (S. 46)
2. Fechterdehnung (S. 110)
   Hüftgelenk-Anlage (S. 46)
3. Hüftmobilisation mit Superband (S. 113)
   Hüftgelenk-Anlage (S. 46)
4. Hüftstreckung (S. 114)
   Hüftgelenk-Anlage (S. 46)
5. Standwaage mit Rotation (S. 116)
   Lenden-Becken-Hüft-Region (S. 49)
6. Gespreizter Vierfüßler (S. 112)
   Lenden-Becken-Hüft-Region (S. 49)

Schulter

1. Ellenbogen-Gapping (S. 124)
   Ellenbogengelenk-Anlage (S. 39)
2. Trizepsstretch (S. 127)
   Fascia-brachii-Anlage (S. 55)
3. Schultermobilisation für Innenrotation (S. 128)
   Schultergelenk-Anlage (S. 40)
4. Traktion vordere Schulterkapsel (S. 131)
   Schultergelenk-Anlage (S. 40)
5. Traktion Schulter (S. 132)
   Schultergelenk-Anlage (S. 40)
6. Schultermobilisation für Außenrotation (S. 130)
   Schultergelenk-Anlage (S. 40)

Brustwirbelsäule

1. Atmung nach Meert (S. 133)
   Thorax-Anlage (S. 48)
2. Torso-Twist (S. 134)
   Thorax-Anlage (S. 48)
3. Latissimus-Stretch (S. 135)
   Thorax-Anlage (S. 48)
4. Herabschauender Hund in die Kobra (S. 136)
   Thorax-Anlage (S. 48)
5. Katzenbuckel und Pferderücken (S. 137)
   Thorax-Anlage (S. 48)

Flossing-Zirkel für Sportler

Sportler leiden aufgrund der einseitigen Belastung durch intensives Training und Wettkampf oft an für ihre Sportart typischen Beschwerden und Einschränkungen der Mobilität. Mit gezielten Flossing-Übungen können diese wirksam behandelt oder sogar vermieden werden. Im Folgenden werden geeignete Kombinationen von Flossing-Anlagen und Mobility-Übungen für einige populäre Sportarten vorgestellt. 2 bis 3 Mal pro Woche sollte der Sportler das idealerweise als Warm-up in sein Training einbauen. Hat er generell Probleme mit der Beweglichkeit, dann kann er solch einen Zirkel über einen Zeitraum von eineinhalb Monaten auch 5-mal pro Woche absolvieren.

Das Floss-Band bleibt maximal 2 Minuten angelegt. Das sollte zumeist ausreichen, um 2 Mobility-Übungen zu absolvieren. Zwischen den Anlagen sollte 1 Minute Pause liegen.

- 2 bis 3 Runden pro Zirkel trainieren
- Pro Übung 30 bis 60 Sekunden Zeit unter Belastung oder 10 bis 12 Wiederholungen

Radfahrer

Radfahren verlangt vom Sportler biomechanisch zwei Fähigkeiten. Während die Beine beim Pedalieren zyklisch Muskelarbeit verrichten, muss der Rumpf stabil gehalten werden. Gelingt dies nicht, verpufft nicht nur Leistung, sondern es drohen auch Überlastungsschäden. Die meisten dieser Beschwerden resultieren aus dem Bereich der Wirbelsäule. Vor allem der Lenden-Becken-Hüft-Bereich ist eine Schwachstelle. Defizite hier können sogar zu Problemen im Kniegelenk – beim Radfahren oftmals das schwächste Glied in der Kette – führen. Daher ist neben einer guten Rumpfstabilität auch eine ausgeprägte Hüftmobilität wichtig, präventiv wie auch rehabilitativ.

Bei der Kraftübertragung sind folgende myofasziale Leitbahnen stark beteiligt und neigen dazu, sich konzentrisch zu fixieren, was zu Problemen führen kann; für die Hüftmobilität die oberflächliche Frontallinie (S. 15), funktionelle Frontal- und Rückenlinie, die Laterallinie sowie oberflächliche Rückenlinie; für die Rumpfstabilität die Laterallinie (S. 15) und oberflächliche Rückenlinie (S. 15).

Daher sind folgende Mobility-Übungen in Kombination mit den entsprechenden Flossing-Applikationen empfehlenswert, um ein trainingsergänzendes und präventives Programm aufzubauen.

Übungsablauf

1. Couch-Stretch (S. 111)
   Fascia-lata-Anlage (S. 52)
2. Superman (S. 106)
   Fascia-lata-Anlage (S. 52)
3. Slider für Fascia lata (S. 104)
   Lenden-Becken-Hüft-Region-Anlage (S. 49)
4. Handlauf (S. 107)
   Fascia-lata-Anlage (S. 52)
5. Seitschritte (S. 103)
   Lenden-Becken-Hüft-Region-Anlage (S. 49)
6. Herabschauender Hund In die Kobra (S. 136)
   Thorax-Anlage (S. 48)

Läufer

Laufen kann jeder. Eigentlich, denn blickt man genauer hin, fällt schön die Häufung von Beschwerden bei dieser Disziplin auf. Die immer wiederkehrenden rhythmischen und zyklischen Wiederholungen des Bewegungsablaufs führen falsch ausgeführt zu Überlastungsbeschwerden und Verletzungen. Intuitiv kommt es bei ersten Beschwerden oder Ermüdung infolge zu hoher Intensitäten bzw. Umfänge zu einer Schonhaltung – einem adaptiven Haltungsschema – was wiederum zu Achsenveränderungen führt. Die Körperstatik gerät sozusagen laufend aus dem Lot und die myofaszialen Ketten arbeiten teilweise gegeneinander statt miteinander. Das Zusammenspiel dieser verschiedenen Ketten ist aber essenziell für einen physiologischen, biomechanisch intakten Bewegungsablauf und somit für einen »gesunden« Laufstil.
Die Probleme lassen sich oftmals an der unteren Extremität lokalisieren. Häufige Diagnosen sind das Läuferknie, Schienbeinkantensyndrom und Fersensporn.

Um die einzelnen Verbindungen mobil zu halten sowie die Kraftübertragung zu verbessern, stehen bei den Mobility-Übungen die Ketten oberflächliche tiefe Frontallinie und oberflächliche Rückenlinie im Fokus.

Für die Stabilität von Rumpf und Beinachse sollte man außerdem die Laterallinie (S. 15) trainieren.

Übungsablauf

1. Vordere Kette im Ausfallschritt spannen (S. 98)
   Fascia-cruris-Anlage (S. 51)
2. Wadenheben (S. 94)
   Fascia-cruris-Anlage (S. 51)
3. Bounces (S. 95)
   Fascia-cruris-Anlage (S. 51)
4. Slider für Fascia lata (S. 104)
   Fascia-lata-Anlage (S. 52)
5. Standwaage (S. 105)
   Fascia-lata-Anlage (S. 52)
6. Fechterdehnung (S. 110)
   Hüftgelenk-Anlage (S. 46)

Golfer

Beim Golf entscheidet die Qualität des Golfschwungs über den Erfolg. Der Golfschwung ist eine sehr komplexe, koordinativ höchst anspruchsvolle Bewegung und wird durch nahezu alle myofaszialen Ketten beeinflusst. Man spricht davon, dass ein Golfschwung ohne Kraft durchgeführt werden sollte, was verdeutlicht, wie wichtig das Zusammenspiel der Ketten in Bezug auf Vorspannung und Kraftentladung ist.

Aus sportphysiotherapeutischer Sicht ist es wichtig, dass jeder Bewegungsausschlag myofaszial geführt, stabilisiert und wieder abgebremst werden kann. Passiert dies nicht oder nur unzureichend, wirkt die Belastung – beispielsweise beim Abbremsen – auf passive Strukturen wie die Bänder und den Gelenkknorpel ein und kann so zu körperlichen Beschwerden und Verletzungen führen. Die unten aufgeführte Übungsfolge dient nicht nur zur Prävention, sondern kann auch die Leistung deutlich verbessern, da schon kleinste Veränderungen im Bewegungsmuster eine viel größere Vordehnung bewirken können.

Übungsablauf

1. V-Squat (S. 118)
   Lenden-Becken-Hüft-Region-Anlage (S. 49)
2. Einbeinstand (S. 115)
   Lenden-Becken-Hüft-Region-Anlage (S. 49)
3. Torso-Twist (S. 134)
   Thorax-Anlage (S. 48)
4. Armfegen (S. 129)
   Schultergelenk-Anlage (S. 40)
5. Flexorenstretch (S. 122)
   Fascia-antebrachii-Anlage (S. 53)
6. Extensorenstretch (S. 123)
   Fascia-antebrachii-Anlage (S. 53)

Fußballspieler

Fußball hat sich extrem weiterentwickelt und stellt hohe athletische Anforderungen an die Spieler. Nicht zu vergessen die ständige hohe Gefahr durch den Fremdkontakt. Aber auch der komplexe Bewegungsablauf während der Ballbehandlung birgt Risiken für Überlastungsschäden. Daher ist es ein Ansatz für das Athletiktraining, den Spieler perfekt auf diese vermehrt auftretenden Spielsituationen und Bewegungsmuster vorzubereiten.

Im modernen Fußball lässt sich ein erhöhtes Auftreten von Überlastungsphänomenen erkennen. Lumbalgien, Symphysensyndrom, Leistenbeschwerden, Adduktorensyndrom und viele andere Beschwerden lassen sich auf die Verkettung des Rumpfes mit den Beinen zurückführen. Denn bei Blockaden im Lendenwirbelbereich kann es beispielsweise zu Problemen in den Beinen kommen.

Da Fußball sehr dynamisch ist und viele unterschiedliche Bewegungsabläufe verlangt, konzentrieren wir uns im Folgenden auf die myofaszialen Leitlinien der Schussbewegung. Dabei sind vor allem die tiefe und oberflächliche Frontallinie (S. 15) beteiligt sowie zur Stabilisation die Laterallinie (S. 15).

Übungsablauf

1. Wadenheben (S. 94)
   Fascia-cruris-Anlage (S. 51)
2. Halbmond (S. 97)
   Fascia-cruris-Anlage (S. 51)
3. Tiefe Hocke (S. 96)
   Knie-all-in-Anlage (S. 45)
4. Standwaage (S. 105)
   Fascia-lata-Anlage (S. 52)
5. Couch-Stretch (S. 111)
   Fascia-lata-Anlage (S. 52)
6. Fechterdehnung (S. 110)
   Lenden-Becken-Hüft-Region-Anlage (S. 49)
7. Seitschritte (S. 103)
   Lenden-Becken-Hüft-Region-Anlage (S. 49)

Tennisspieler

Tennis zeichnet sich aus sportphysiotherapeutischer Sicht in erster Linie durch einseitige Belastungsprofile aus. Dabei sind akute Verletzungen eher an der unteren Extremität wie den Knien und Sprunggelenken und Überlastungsschäden eher an der oberen Extremität wie im Schulterbereich zu beobachten. Wer eine gute Performance erbringen will, benötigt neben hoher Rumpfstabilität auch eine gute Beweglichkeit; diese ermöglicht erst eine dynamische schnelle Beinarbeit und präzise Schlagtechnik. Die Rumpfstabilität und Beweglichkeit sollten daher immer im Fokus des Athletiktrainings stehen, aber auch bei der medizinischen Behandlung Beachtung finden.

Kraftübertragung und Schlagpräzision sind extrem vom Spannungszustand der einzelnen myofaszialen Ketten abhängig. Für die Kombination zwischen Rumpf und Armen gilt es der Spirallinie (S. 15) und allen Armlinien Beachtung zu schenken. Die Laterallinie (S. 15) ist wichtig für die Rumpf- und Beinachsenstabilität. Die freie oberflächliche Frontal- und Rückenlinie (S. 15) ermöglichen erst die dynamischen Beinbewegungen.

Folgende Übungen helfen auf allen Ebenen bei einer funktionellen Trainingsvorbereitung.

Übungsablauf

1. Wadenheben (S. 94)
   Fascia-cruris-Anlage (S. 51)
2. Tiefe Hocke (S. 96)
   Knie-all-in-Anlage (S. 45)
3. Superman (S. 106)
   Fascia-lata-Anlage (S. 52)
4. Seitschritte (S. 103)
   Fascia-lata-Anlage (S. 52)
5. Handlauf (S. 107)
   Fascia-lata-Anlage (S. 52)
6. Traktion vordere Schulterkapsel (S. 131)
   Schultergelenk-Anlage (S. 40)
7. Armfegen (S. 129)
   Schultergelenk-Anlage (S. 40)

Die Autoren

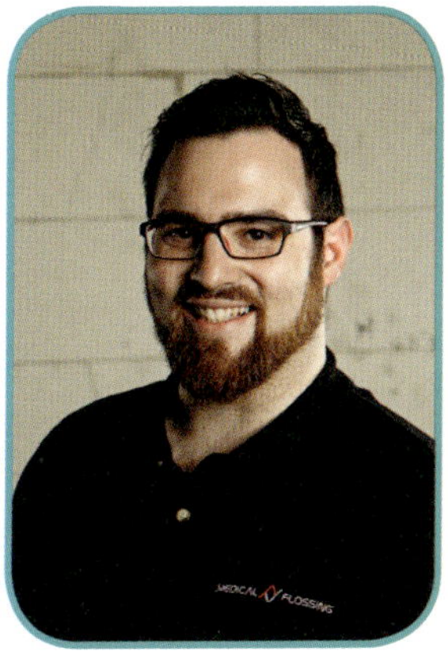

Andreas Ahlhorn

ist zertifizierter Physiotherapeut mit Fortbildungen in Golfphysiotherapie, Sportphysiotherapie, Personal Training, Functional Training und verschiedenen Tapingmethoden. Er hält Lehrvorträge an der Physiotherapieschule in Koblenz, der Katholischen Hochschule in Mainz sowie zahlreichen weiteren Institutionen und Verbänden und leitet das Physical-Academy-Fortbildungszentrum sowie aquafit-sports. Gemeinsam mit Ralf Blume, dem Physiotherapeuten des Fußball-Bundesligisten Hannover 96, betreibt er das Unternehmen Medical Flossing, das Ausbildungen für Therapeuten und Mediziner anbietet.

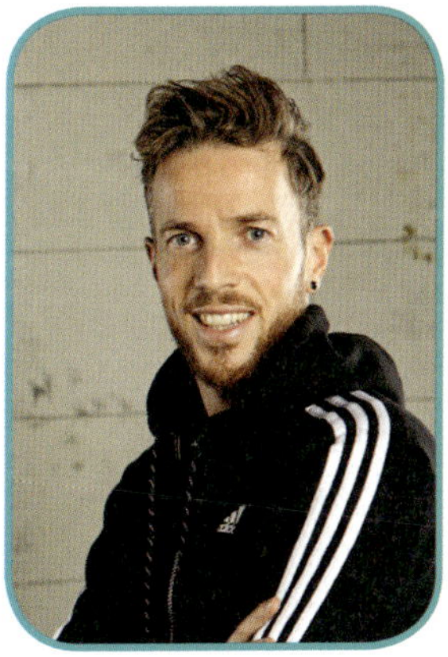

Dennis Krämer

ist Sportphysiotherapeut, Personal Trainer und angehender Osteopath. Er arbeitete über vier Jahre als Physiotherapeut bei Adolf Katzenmeier für den DFB. Seit fast zehn Jahren betreut er Leistungssportler diverser Sportarten auf dem Weg der Rehabilitation.
Er ist Experte auf dem Gebiet des funktionellen myofaszialen Trainings, des Myofascial Release, der myofaszialen Diagnostik und des Myofascial Taping und betreibt gemeinsam mit Berengar Buschmann das Unternehmen TYMGYM – Transform Your Movements.

Ausbildung

Dennis Krämer und Andreas Ahlhorn sind die Erfinder der Functional-Flossing-Methode von Perform Better. In Tagesworkshops vermitteln sie kompetent ihr Fachwissen über das Functional Flossing und bieten den Teilnehmern die Möglichkeit, die Behandlungsmethode unter professioneller Anleitung zu erlernen.

Mehr Informationen zu den Ausbildungen gibt es hier: www.perform-better.de/Flossing

Übersicht über Applikationen, Therapiepläne, Übungen und Workouts

Applikationen

Gelenkapplikationen

Faszienapplikationen

Muskelapplikationen

Regenerationsapplikationen

Applikationen bei Schwellungen

Therapiepläne für Verletzungen

Mobility-Übungen für das Flossing